JIA

若年性特発性
関節炎

カナキヌマブ治療の理論と実際

監修
森　雅亮
東京医科歯科大学大学院医歯学総合研究科
生涯免疫難病学講座教授
武井　修治
鹿児島大学名誉教授

協力
日本小児リウマチ学会
日本リウマチ学会

序文

若年性特発性関節炎(juvenile idiopathic arthritis：JIA)は，16歳未満に発症し，少なくとも6週間以上持続する，原因不明の慢性関節炎である。小児リウマチ性疾患のなかで最も多くみられる疾患だが，関節炎が進行すると不可逆的な関節破壊をきたすことになるため，早期の炎症鎮静化が必要となる。

JIAの診断・治療・管理において，2007年に『若年性特発性関節炎初期診療の手引き』が公表され，続いて『若年性特発性関節炎初期診療の手引き2015』が発刊されたことにより，一般小児科医あるいは内科医，整形外科医に対してより具体的なJIAの初期診療の内容が示され，全国的に標準的な診療が施されることになった。

一方，初期治療を受けたなかでも治療反応性に乏しい例，薬剤の副作用などにより十分な薬効が得られない例に対しては，次の段階の治療が必要となる。生物学的製剤による治療がそれに該当する。これまで全身型JIA(systemic JIA：sJIA)に対しては，2008年にトシリズマブ(商品名：アクテムラ®点滴静注用)が登場して以来10年が経過して，漸く欧米で標準的に使用されているカナキヌマブ(CAN，商品名：イラリス®)が本邦でも承認となった。

CANは，炎症性サイトカインの1つであるインターロイキン(IL)-1βに対する遺伝子組換えヒトIgG1モノクローナル抗体製剤であり，IL-1βに結合し，その活性を中和することで炎症を抑制する。CAN皮下注製剤は2020年3月時点で世界約70ヵ国で承認されており，本邦においても2011年にクリオピリン関連周期性症候群，2016年には高IgD症候群(メバロン酸キナーゼ欠損症)，TNF受容体関連周期性症候群および既存治療で効果不十分な家族性地中海熱の治療薬として承認され，そしてついに2018年7月に既存治療で効果不十分なsJIAに対する適応を取得するに至った。

臨床の場でCANが使用できるようになり，どのような症例に使ったほうがよいか，どのタイミングで導入すべきなのか，どのような点に気を付けて使っていくべきか，マクロファージ活性化症候群のときに使用できるのかなど，さまざまなご質問をいただく機会が多くなってきた。

そこで，この度CANに対するさまざまなご質問に答えるべく，本書『若年性特発性関節炎 カナキヌマブ治療の理論と実際』を発刊することとなった。実際にこれまでCANを使用してきた小児リウマチ医の先生方に，ご自身の経験した症例を提示していただき，その使い方・注意点を具体的かつコンパクトに纏めた症例集である。ご使用を躊躇され，あと一歩が踏み出せずにいる読者の皆さんに勇気を与えられる一冊になっていると私は信じている。

最後に，ご多忙のなかご執筆をお引き受けいただいた先生方に深謝申し上げたい。

日本小児リウマチ学会 理事長
東京医科歯科大学大学院医歯学総合研究科 生涯免疫難病学講座 教授
森 雅亮

2021年 4 月

編集委員・執筆者

監修

森　雅亮　東京医科歯科大学大学院医歯学総合研究科生涯免疫難病学講座教授
武井　修治　鹿児島大学名誉教授

編集委員(*代表)
日本リウマチ学会小児リウマチ調査検討小委員会

清水　正樹*　東京医科歯科大学大学院医歯学総合研究科小児地域成育医療学講座講師
伊藤　秀一　横浜市立大学大学院医学研究科発生成育小児医療学主任教授
伊藤　保彦　日本医科大学大学院医学研究科小児・思春期医学分野教授
梅林　宏明　宮城県立こども病院リウマチ・感染症科科長
岡本　奈美　大阪医科大学大学院医学研究科泌尿生殖・発達医学講座小児科講師(准)
小林　一郎　KKR札幌医療センター小児・アレルギーリウマチセンター長
冨板　美奈子　国立病院機構下志津病院小児科医長／小児アレルギー膠原病センター長
西小森　隆太　久留米大学医学部小児科学講座教授
宮前　多佳子　東京女子医科大学膠原病リウマチ痛風センター小児リウマチ科准教授
八角　高裕　京都大学大学院医学研究科発達小児科学准教授

日本小児リウマチ学会教材作成ワーキンググループ

中岸　保夫　兵庫県立こども病院リウマチ科科長
野澤　智　横浜市立大学大学院医学研究科発生成育小児医療学助教

執筆者(掲載順)

野澤　智　横浜市立大学大学院医学研究科発生成育小児医療学助教
清水　正樹　東京医科歯科大学大学院医歯学総合研究科小児地域成育医療学講座講師
岩田　直美　あいち小児保健医療総合センター感染免疫科
水田　麻雄　金沢大学医薬保健研究域医学系小児科
井上　なつみ　金沢大学医薬保健研究域医学系小児科助教
真保　麻実　東京医科歯科大学小児科
山﨑　晋　東京医科歯科大学大学院医歯学総合研究科生涯免疫難病学講座助教
阿久津　裕子　東京医科歯科大学小児科
梅林　宏明　宮城県立こども病院リウマチ・感染症科科長
八代　将登　岡山大学病院小児科講師
秋岡　親司　京都府立医科大学大学院医学研究科小児科学准教授
安村　純子　医療法人JR広島病院小児科部長
山﨑　雄一　鹿児島大学病院小児科助教
楢﨑　秀彦　日本医科大学小児科学准教授
河邉　慎司　あいち小児保健医療総合センター感染免疫科
服部　成良　横浜市立大学大学院医学研究科発生成育小児医療学
中岸　保夫　兵庫県立こども病院リウマチ科科長
中瀬古　春奈　あいち小児保健医療総合センター感染免疫科
西村　謙一　横浜市立大学大学院医学研究科発生成育小児医療学助教
金子　詩子　新潟大学医学部小児科学病院講師
村瀬　絢子　横浜市立大学大学院医学研究科発生成育小児医療学

若年性特発性
関節炎
カナキヌマブ治療の
理論と実際

Contents
目次

2 経過不良

3 マクロファージ活性化症候群（MAS）

4 感染症

5 予定手術

略語一覧

略語	英語	日本語
● β_2MG	β_2 microglobulin	β_2ミクログロブリン
● ADA	adalimumab	アダリムマブ：ヒト型抗ヒトTNF-αモノクローナル抗体製剤，ヒュミラ®
● ADL	activities of daily living	日常生活動作
● ALT	alanine aminotransferase	アラニンアミノトランスフェラーゼ
● APTT	activated partial thromboplastin time	活性化部分トロンボプラスチン時間
● AST	aspartate aminotransferase	アスパラギン酸アミノトランスフェラーゼ
● CAN	canakinumab	カナキヌマブ：ヒト型抗ヒトIL-1βモノクローナル抗体製剤，イラリス®
● Cr	creatine	クレアチン
● CRP	C-reactive protein	C反応性蛋白
● CyA	cyclosporine	シクロスポリン
● DEX-P	dexamethasone palmitate	デキサメタゾンパルミチン酸エステル：合成副腎皮質ホルモン剤，リメタゾン®
● ESR	erythrocyte sedimentation rate	赤血球沈降速度
● FDP	fibrin/fibrinogen degradation products	フィブリン/フィブリノゲン分解産物
● GC	glucocorticoid	グルココルチコイド
● Glu	glucose	グルコース
● Hb	hemoglobin	ヘモグロビン
● IL	interleukin	インターロイキン
● JIA	juvenile idiopathic arthritis	若年性特発性関節炎
● LDH	lactate dehydrogenase	乳酸脱水素酵素
● Lym	lymphocyte	リンパ球

●MAS	macrophage activation syndrome	マクロファージ活性化症候群
●MMP-3	matrix metalloproteinase-3	マトリックスメタロプロテアーゼ(マトリックスメタロプロテイナーゼ)-3
●Mo	monocyte	単球
●mPSL	methylprednisolone	メチルプレドニゾロン
●MTX	methotrexate	メトトレキサート
●Neut	neutrophil	好中球
●NK	natural killer	ナチュラルキラー
●NSAIDs	non-steroidal anti-inflammatory drugs	非ステロイド抗炎症薬
●Plt	platelet	血小板
●PSL	prednisolone	プレドニゾロン
●PT-INR	prothrombin time-international normalized ratio	プロトロンビン時間 - 国際標準比
●QOL	quality of life	生活の質
●sJIA	systemic juvenile idiopathic arthritis	全身型若年性特発性関節炎
●TAC	tacrolimus	タクロリムス
●TC	total cholesterol	総コレステロール
●TCZ	tocilizumab	トシリズマブ：ヒト化抗ヒトIL-6レセプターモノクローナル抗体製剤，アクテムラ®
●TG	triglyceride	中性脂肪(トリグリセリド)
●TNF	tumor necrosis factor	腫瘍壊死因子
●UN	urea nitrogen	尿素窒素
●WBC	white blood cell	白血球

本書の使用方法

1．本書では，若年性特発性関節炎(JIA)をはじめとするリウマチ性疾患の診療に携わる医師の先生方，また薬剤師さんや看護師さんなどメディカルスタッフの方々に対して，カナキヌマブ治療に関する最新の情報，臨床現場における診療の実際をお伝えするため，経験豊富な小児リウマチ領域の専門家の先生方に執筆をお願いいたしました。

2．第１章では，カナキヌマブの適応疾患である全身型若年性特発性関節炎(sJIA)，注意すべき合併症であるマクロファージ活性化症候群(MAS)，カナキヌマブの特徴についてわかりやすく解説いただいております。

3．第２章では，経過良好例，経過不良例，MAS合併例，感染症合併例，予定手術への対応について，見開き２～３ページで統一して経過をまとめて提示していただきました。各執筆者の先生方には，「コメント」として要点をまとめていただき，編集委員の先生方には「編集より」として，各症例の診療でのポイントを解説いただいております。

4．本書内では，治療中に病勢の悪化を認めた場合を再燃，治療終了後に病勢の悪化を認めた場合を再発として表記しています。

5．どの項目も専門家の豊富な知識と経験に裏付けされたわかりやすい解説がなされており，実地診療に役立つ内容が満載されています。ぜひご参考にしていただければ幸いです。

『若年性特発性関節炎 カナキヌマブ治療の理論と実際』編集委員代表

清水　正樹

第1章

総論

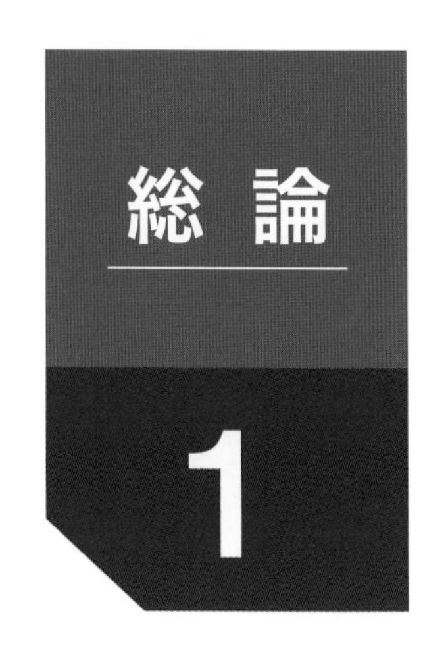

全身型若年性特発性関節炎(sJIA)

野澤 智

sJIAの定義

JIAは，16歳未満に発症し，少なくとも６週間以上持続する原因不明の慢性関節炎と定義される。“JIA”という用語と分類は，国際リウマチ学会(International League of Associations for Rheumatology：ILAR)と世界保健機関(World Health Organization：WHO)主導で1994年に提案[1]され，1997年に修正[2]された後，2001年の改訂[3]に至っている。ILARのJIA分類は，小児期に発症する慢性関節炎を７つの病型に分けている。すなわち，①全身型，②少関節炎(持続型，進展型)，③リウマトイド因子陰性多関節炎，④リウマトイド因子陽性多関節炎，⑤乾癬性関節炎，⑥付着部炎関連関節炎，⑦未分類関節炎である。

sJIAは，１ヵ所以上の関節炎と２週間以上持続する発熱(うち３日間は連続する)を伴い，リウマトイド疹，全身のリンパ節腫脹，肝腫大または脾腫大，漿膜炎のうち１つ以上の徴候を呈する関節炎と定義されている[3]。

また，sJIAのうち，全身性炎症の徴候(弛張熱・間欠熱，リウマトイド疹，肝脾腫，漿膜炎など)が鎮静化した後に関節炎のみが残存する病型を，少関節炎・多関節炎と区別するために，「全身発症型関節炎」と呼び分けることもある[4]。

sJIAの疫学[4]

JIAの有病率は，本邦では小児人口10万人対10～15人であり，欧米の有病率とほぼ差はないとされている。しかしながら，発症病型ごとの頻度には差があり，sJIAの割合は欧米と比較し多く，本邦では41.7％に及ぶ。sJIAの性差はなく，発症年齢のピークは１～５歳と報告されている。

sJIAの病態

sJIAの病態は，完全に解明されているわけではないが，一般に炎症メカニズムの制御不能により引き起こされると考えられている。特に，自然免疫系の異常を背景とした，全身性の炎症を繰り返す自己炎症性疾患と考えられており，細胞傷害性Ｔ細胞やマクロファージの異常活性化とこれらの細胞から産生されるIL-6，IL-1β，IL-18などの炎症性サイトカインやS100蛋白の過剰産生が関与していることが明らかになっている[5]。IL-6受容体阻害薬，IL-1β阻害薬が多くのsJIA患者の症状を急速に改善させることは，これらの炎症性サイトカインが病態の中心であることを示している。さらに，sJIAの発症後に，感染症などがトリガーとなり，インターフェロン(interferon：IFN)-γが産生され，さらに炎症病態が活性化すると，サイトカインストームとも呼ばれる高サイトカイン血症を呈するようになり，MASへ移行する。

現在，sJIAにおいて，発症早期にみられる激しい全身炎症の病態が，どのように慢性関節炎に移行していくのかは，詳細には解明されていない。マウスを用いた研究では，IL-1βにより，IL-17とともに，関節由来のγδTリンパ球およびCD4陽性または$CD4^+$Tリンパ球が活性化することにより，関節炎が惹起されることが報告されている[6]。

sJIAの臨床像

1．発熱

発熱は，sJIAの発症初期にはほぼ全例で認められ，JIAの他病型と鑑別しやすい症状である。通常，sJIAの熱型は，弛張熱もしくは間欠熱を呈する。典型的には，1日の間で，39℃を超える体温と，平熱を繰り返すことが多い。また，経過中に熱型が稽留熱パターンに変化した場合には，MASへの移行が疑われるため注意が必要である。

2．発疹

発疹は，一般的にリウマトイド疹と呼ばれ，発熱とともに出現することが多い。しかしながら，発疹は解熱後および他の症状が消失した後も残存していることがある。典型的な発疹の色調は，薄いピンク色(サーモンピンク様)である。通常，発疹自体は，掻痒感を示すことはない。sJIAの発疹は，ケブネル現象(患者の健常な皮膚に摩擦や掻破などの外的刺激を与えると，発疹が誘発される)を呈する。sJIAの全例において，発疹を呈するわけではないが，リウマトイド疹のない患者を診察する場合には，感染症や悪性疾患との鑑別を慎重に行う必要がある。

3．リンパ節腫脹と肝脾腫

リンパ節腫脹は活動性が高いsJIAの発症初期に認めることが多く，頸部，腋窩，鼠径部などの表在リンパ節に腫脹を認める。リンパ節腫脹は，通常圧痛を伴わず，病理学的には濾胞形成を認めることが典型的である。圧痛を伴うリンパ節腫脹の患者では，化膿性リンパ節炎や菊池病などの他疾患を疑う必要がある。肝腫大は，トランスアミナーゼの上昇とともに起こる。sJIA患者の肝病理は，門脈周囲の非特異的炎症所見およびKupffer細胞の増殖が特徴的である[7]。

4．漿膜炎

sJIAの活動性の高い時期には，心膜，胸膜，腹膜といった漿膜に炎症をきたす。sJIA患者の15～40%にみられる[8]。心膜炎が最も頻度が高いが，心臓超音波や胸部CT検査などを施行することにより，はじめて発見されることもしばしば経験する。また，少量の胸水を時折認めるが，ドレナージを必要とすることは稀であり，その場合には他の要因を考える必要がある。

5．関節炎

関節症状は，sJIAの主要な症状であり，機能障害を含めた長期予後に大きく関与する。関節炎は，発症から遅れて出現することが比較的多くみられ，ときに発症数ヵ月～数年後に出現することもある。一般に，関節炎の好発部位は，股関節や膝関節を中心とした荷重関節にみられる。関節炎は，進行性の関節破壊を招き，患者のADLを大きく損ねる原因となる。

sJIAの検査所見

1．血液・尿検査（表1）[4]

sJIAの診断は，前述した症状を入念に観察しながら，血液・尿検査，画像生理検査を進めていく。

左方移動を伴わない好中球優位（全分画の80〜90％以上を占める）のWBC増多を認めるほか，炎症に伴う貧血の進行，Plt増多などが特徴的である。炎症所見では，ESR，CRP，血清アミロイドAが高値となる。凝固線溶系の亢進がみられ，FDP，FDP-D-ダイマーの上昇を認める。関節炎の評価には血清MMP-3が有用であるが，GCの全身投与でも上昇するため，結果の解釈に注意が必要である[9]。また，不明熱を呈する他疾患の鑑別のために，各種自己抗体やウイルス抗体価（Epstein-Barrウイルス，サイトメガロウイルスなど），血清補体価の測定を行う。sJIA患者の場合，リウマトイド因子や抗核抗体を含めた自己抗体は陰性となり，血清補体価は上昇する。また，IL-6やIL-18などの血清サイトカインプロファイルはsJIAの疾患活動性の評価のために有用である（保険適用外）。特に血清IL-18値はsJIAの活動期には著増し[10]，MAS合併時には数万pg/mL以上となる[11]。sJIAの活動期には，血球減少，ASTおよびLDHの上昇，血清フェリチン値や尿中β_2MGの上昇に留意し，これらの経時的なモニタリングがMASへの進行を早期発見する指標である。尿中β_2MGは通常，尿中Crとの比で評価する。sJIAの症例では，いずれも高値を示すが，尿細管障害を呈している場合においても同様に上昇するため，尿中β_2MGのみでは判断が困難な場合がある。したがって血清β_2MGも同時に測定し，参考にする。

2．画像生理検査

1）^{18}F-FDG-PET検査およびガリウムシンチグラフィー

sJIAの鑑別診断として，悪性疾患や深部膿瘍が挙げられる[4]。このような疾患との鑑別のため，画像検査としては，^{18}F-FDG-PET検査およびガリウムシンチグラフィーが有用である。sJIAでは，骨盤骨や脊椎などの赤色髄のほか，脾臓などに集積を認めることが特徴であるのに対し，多関節型JIAにおいては炎症を呈する関節に一致した集積のみであることが多く，鑑別に役立つ[12]。ガリウムシンチグラフィーと比較し，^{18}F-FDG-PET検査のほうが炎症を捉えるうえで，鋭敏である。

表1 sJIAにおける評価すべき主な検査項目

目的	検査項目
炎症の把握	CBC，CRP，ESR，血清アミロイドA，凝固線溶系（FDP-E，FDP-D-ダイマー），免疫グロブリン
関節炎の把握	MMP-3
鑑別診断	CBC，血清補体価，自己抗体，IL-6・IL-18などのサイトカインプロファイル（保険適用外），各種ウイルス抗体価，培養検査，便潜血，画像検査（単純X線検査，超音波検査，CT/MRI検査，^{18}F-PET-CT検査/ガリウムシンチグラフィー）

CBC：全血球計算

（文献4）より引用，一部改変）

2）単純X線写真，超音波検査およびCT/MRI検査

心臓および腹部超音波検査は，sJIAでみられる心膜炎や胸膜炎のほか，悪性疾患や深部膿瘍など他疾患の鑑別のために行われる。造影CT検査に関しても，鑑別疾患を評価するうえで，重要な検査である。MRI検査および関節超音波検査は，関節炎の存在を評価するうえで有用である。一方，発症初期の単純X線写真では，異常所見を認めることはほとんどない。

全身発症型関節炎の患者では，関節裂隙の狭小化や骨粗鬆症とともに，徐々に進行性の関節破壊の所見を認めるようになる。特に関節超音波検査は，MRI検査と異なり，通常は鎮静が不要で幼児においても侵襲なく実施できることや，滑膜血流シグナルにより関節炎の程度を確認できることが利点である。

3．骨髄検査

血液悪性疾患との鑑別や，MASの合併が示唆される場合，血球貪食像の有無を評価するために有用である。

sJIAの鑑別診断（表2）[4]

sJIAと診断する前に多くの鑑別疾患を除外する必要がある。血管炎症候群，JIA以外のリウマチ性疾患，自己炎症性疾患，感染症，血球貪食性リンパ組織球症（hemophagocytic lymphohistiocytosis：HLH），炎症性腸疾患，血液・腫瘍性疾患，薬剤熱などとの鑑別が重要である。

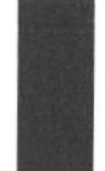

sJIAの治療

1．治療前の感染症スクリーニング[4]

小児期は多くの感染症に罹患する時期であり，sJIA発症前にすべての予防接種を完了していない患者も多い。経過中には種々の感染症に曝露する可能性があり，高用量のGC，免疫抑制薬などの投与中は，生ワクチンの接種を行うことができないため，感染症の発症・重症化には細心の注意が必要である。母子手帳や問診で，罹患状況や予防接種歴を確認するほか，治

表2　sJIAの鑑別疾患

1）血管炎症候群	川崎病，高安動脈炎，結節性多発動脈炎など
2）他のリウマチ性疾患	全身性エリテマトーデス，若年性皮膚筋炎，混合性結合組織病，Sjögren症候群，Behçet病，リウマチ熱など
3）自己炎症性疾患	家族性地中海熱，メバロン酸キナーゼ欠乏症，TNF受容体関連周期熱症候群（TRAPS），クリオピリン関連周期熱症候群（CAPS），Blau症候群／若年発症サルコイドーシス，慢性再発性多発性骨髄炎など
4）感染症	細菌感染症，ウイルス感染症［Epstein-Barr（EB）ウイルス，サイトメガロウイルス，COVID-19など］，特殊な感染症（結核，Q熱，ツツガムシ病，猫ひっかき病，デング熱など）
5）血球貪食性リンパ組織球症（HLH）	一次性HLH，二次性HLH
6）炎症性腸疾患（IBD）	Crohn病，潰瘍性大腸炎
7）血液・腫瘍性疾患	白血病，悪性リンパ腫，神経芽細胞腫，Castleman病など
8）薬剤熱	

（文献4）より引用，一部改変）

療開始前に各種ウイルス抗体価の測定を行い，感染の有無について調べておく必要がある。

また，結核菌とB型肝炎ウイルス(hepatitis B virus：HBV)については特に重要な感染症であり，現在では免疫抑制療法開始前にスクリーニング検査を行うことが義務付けられている。結核菌に関しては，問診により，周囲の結核の発病・感染者の発生状況，海外渡航歴，BCG接種歴を確認する。さらに，sJIA診断時には，胸部単純X線・CT検査，ツベルクリン反応，IFN-γ遊離試験[クォンティフェロン®TBゴールド(QFT-3G)もしくはT-スポット®.TB(T-SPOT)]を施行する。HBVキャリアおよび既感染患者では，強力な免疫抑制療法により，HBV-DNAが血清に検出され，肝炎を発症することがある。したがって，hepatitis B surface(HBs)抗原とhepatitis B core(HBc)抗体の両者を測定し，いずれかが陽性の結果である場合にはHBV-DNAの定量を行うことが望ましい。すでに治療開始している場合には抗体価が低下している場合があるため，同様にHBV-DNAの定量を行うことが推奨される。

2．sJIAの初期治療

sJIAに対する初期治療を**図1**に示す[4]。sJIAの確定診断がつくまではNSAIDsを使用してもよい。小児に対してはイブプロフェン(30～40mg/kg/日，最大投与量2,400mg/日，分3～4)もしくはナプロキセン(10～20mg/kg/日，最大投与量1,000mg/日，分2)が用いられる。GCの全身投与は，現在においても，sJIAの第1選択薬であり，sJIAの確定診断がついた時点で開始する。sJIAの全身炎症を速やかに鎮静化させるために，寛解導入にはmPSLパルス療法[mPSL 30mg/kg/日(最大投与量1,000mg/日)]を3日間，1週ごとに2～3コースを行うことが多い。mPSLパルス療法中は，血栓症予防のためヘパリン100～200単位/kg/日を補液などに混注し，24時間持続投与する。mPSLパルス療法の間および終了後の後療法には，PSL 0.7～1mg/kg/日(最大投与量30～40mg/日)で開始し，漸減していく。GCの減量は，治療反応や病勢を考慮し，主治医の判断で行われる。まずは，2週間ごとに10%程度ずつの減量を行い，PSLの維持量(0.2mg/kg/日または2.5～5mg/日)まで減量する。維持量で2～3ヵ月間症状および検査値が安定していれば漸減中止を検討する。低用量になれば，より慎重に減量することが望ましいが，sJIAの再燃を恐れるあまりにGCが漫然と投与され続けることがないように注意する必要がある。原則，PSLの隔日投与は行わない。

3．難治例に対する治療

GCに対する反応不十分，もしくは減量困難な症例に対しては，生物学的製剤の導入を検討する。漫然とした高用量GCの長期投与は，成長障害，骨粗鬆症，白内障・緑内障などの多彩な副作用を招くため，積極的な追加治療が必要である。なお，生物学的製剤の登場までは，難治例に対して，病勢の抑制やGC減量を目的に，多くの免疫抑制薬が投与されてきたが，その効果は非常に限定的であった。

まず，2008年にヒト化抗ヒトIL-6受容体モノクローナル抗体製剤であるTCZ(アクテムラ®)が本邦において保険承認された。IL-6は，可溶型あるいは細胞膜結合型のIL-6受容体と結合し，複合体を形成した後，細胞膜表面に発現するgp130と結合し，細胞内へシグナルを伝達する。TCZは可溶型または細胞膜結合型のIL-6受容体に結合するため，IL-6とその受容体との結合が阻害され，その後のシグナル伝達を抑制することにより，作用を発揮する。TCZの導入により，sJIAの治療は劇的に変化し，多くのsJIA患者においてGCの減量や中止が可能となった。通常，TCZは，1回8mg/kgを2

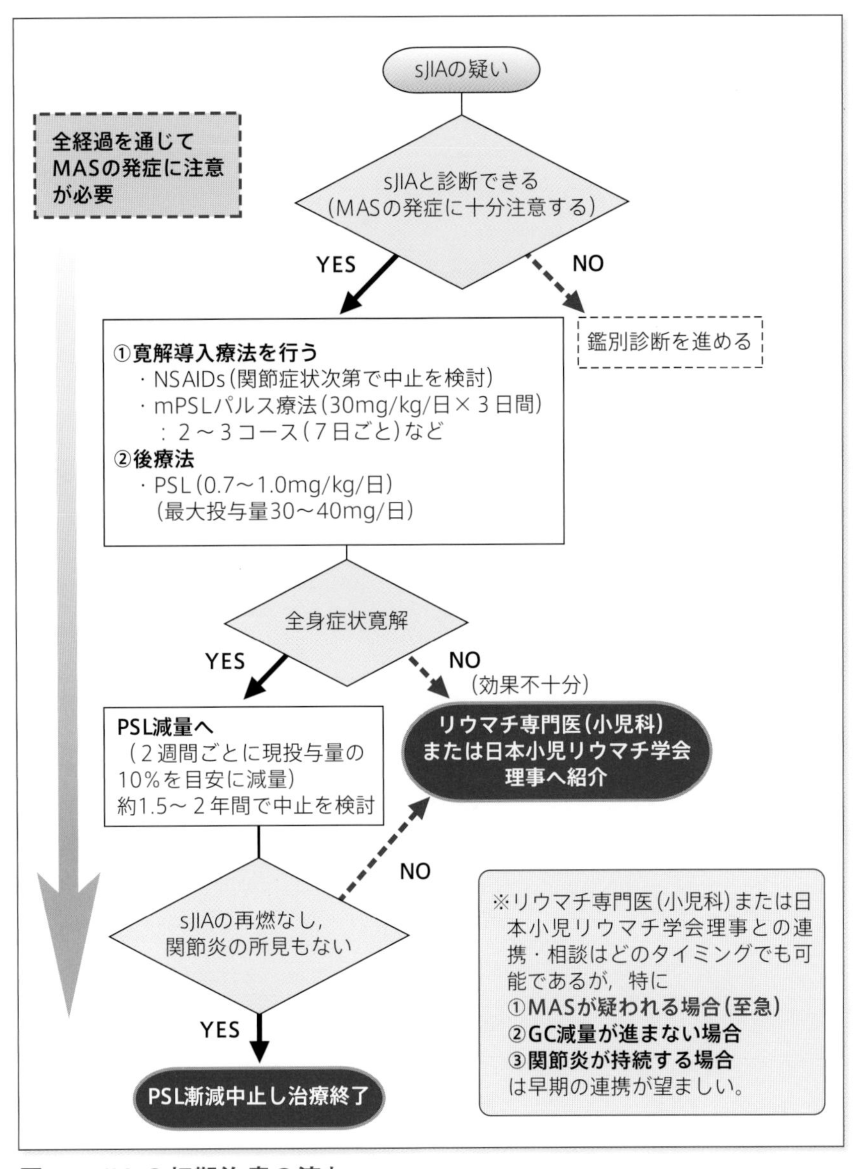

図1　sJIAの初期治療の流れ
注意点：sJIAはMASの合併も起こしやすい(4～7%)ため，経過中の感染症の合併や薬剤変更時には特に注意が必要となる。文献4)の第7章も参照のこと。
(文献4)より引用，一部改変)

週間隔で点滴静注する。疾患活動性の抑制が不十分と判断される場合には，1週間まで投与間隔を短縮させることができる。なお，成人の関節リウマチにおいて保険承認されているTCZの皮下注製剤は，sJIAでは保険承認されていないので注意が必要である。

2018年には，TCZに続く生物学的製剤として，CAN(イラリス®)のsJIAの適応が本邦において追加承認された。CANは，IL-1βに対する遺伝子組換えヒトIgG1モノクローナル抗体製剤であり，IL-1βに結合し，その活性を中和することで炎症を抑制する。通常CANとして，1回4mg/kgを4週ごとに皮下投与する。1回の投与における最大用量は300mgである。1回につき1.0mLを超える場合には，1ヵ所あたり1.0mLを超えないように部位を分けて投与する。なお，在宅などの自己注射は認められておらず，病院において医師が投与する。CANのsJIAへの使用にあたっては，原則として他の生物学的製剤で効果不十分な場合にその使用を検討することと定められている。

sJIAの治療評価の指標

現在，病勢と治療効果を客観的に評価する方法は確立していないものの，一般にWallace's criteria[13]による寛解評価基準が用いられることが多い。Wallace's criteriaは，①活動性関節炎を認めない，②JIAに伴う発熱，発疹，漿膜炎，脾腫大，リンパ節腫脹を認めない，③ぶどう膜炎を認めない，④ESRまたはCRPが正常，⑤医師による全般評価が最もよい，⑥朝のこわばり15分以下，以上の6項目のすべてを満たした場合に，inactive diseaseとして定義する。その他，American College of Rheumatology pediatric（ACRpedi）改善率[14]などがある。ACRpedi改善率は，①医師による全般評価，②患者またはその保護者による全般評価，③活動関節数，④動作制限関節数，⑤患者または保護者によるChildhood Health Assessment Questionnaire（CHAQ），⑥ESRの6項目のうち，少なくとも3項目で30%（または50%，70%，90%）以上の改善を認められ，かつ30%以上の悪化が1項目以下である場合，ACRpedi 30%（または50%，70%，90%）を満たすと判定する。さらに，sJIAでは発熱を含めた7項目による判定も用いられている。近年，主に関節型JIAの疾患活動評価に用いられているJuvenile Arthritis Disease Activity Score（JADAS）をsJIAの評価用に改良させたsystemic JADAS（sJADAS）[15]が開発された。27関節を対象とした例を**表3**に示す。sJADASは関節症状に加えて，発熱，リウマトイド疹，全身性リンパ節腫脹，肝脾腫，漿膜炎，血液データも含まれており，よりsJIAの疾患活動性を適切に評価する方法として期待されている。

sJIAの予後

sJIAは，長期の臨床経過から大きく3つの病型に分類される。単周期型は全体の40%を占め，初回エピソードの後，治療により寛解が得られ，その後再発を認めない病型をいう。多周期型は全体の10%未満であり，治療により寛解に至るものの，治療薬の減量や中止により再燃を繰り返す病型をいう。慢性持続型は全体の50%以上を占め，治療抵抗性であり，疾患活動性が持続する。全身症状が落ち着いた後も，多関節炎が持続し，関節の強直化や関節拘縮，関節破壊が進行する。慢性持続型は難治であり，予後は不良である。

文献

1）Fink CW. Proposal for the development of classification criteria for idiopathic arthritides of childhood. J Rheumatol. 1995；**22**：1566-9.
2）Petty RE，Southwood TR，Baum J，et al. Revision of the proposed classification criteria for juvenile idiopathic arthritis：Durban，1997. J Rheumatol. 1998；**25**：991-4.
3）Petty RE，Southwood TR，Manners P，et al；International League of Associations for Rheumatology. International League of Associations for Rheumatology classification of juvenile idiopathic arthritis：second revision，Edmonton，2001. J Rheumatol. 2004；**31**：390-2.
4）一般社団法人日本リウマチ学会小児リウマチ調査検討小委員会（編）．若年性特発性関節炎 初期診療の手引き2015．大阪：メディカルレビュー社；2015.
5）Mellins ED，Macaubas C，Grom AA. Pathogenesis of systemic juvenile idiopathic arthritis：some answers，more questions. Nat Rev Rheumatol.

表３ sJIAにおける有用な疾患活動性評価法（27関節による評価）

	sJADAS-27	JADAS-27	cJADAS-27
医師による全般評価(VAS)	0〜10cm	0〜10cm	0〜10cm
患者またはその保護者による全般評価(VAS)	0〜10cm	0〜10cm	0〜10cm
活動性関節数	0〜27関節	0〜27関節	0〜27関節
腫脹関節数	−	−	−
圧痛関節数	−	−	−
急性相反応物質	標準化ESR[注1)]もしくはCRP(0〜10)[注2)]	標準化ESR[注1)]もしくはCRP(0〜10)[注2)]	−
全身症状スコア[注3)]	0〜10[注3)]	−	−
トータルスコア	0〜67	0〜57	0〜47

27関節のほかに，10関節，71関節で評価することもある。
注１：標準化ESR＝(検査値(mm/hr)−20)/10(<20mm/hrは標準化ESRを０に変換，>120mm/hrは標準化ESRを10に変換)
注２：標準化CRP＝(検査値(mg/dL)−１)(検査値<１mg/dLは標準化CRPを０に変換，検査値>11mg/dLは標準化CRPを10に変換)
注３：発熱(０〜４)，リウマトイド疹(０〜１)，全身性リンパ節腫脹(０〜１)，肝腫大もしくは脾腫(０〜１)，漿膜炎(０〜１)，貧血(０〜１)，血小板数>60万/μLもしくはフェリチン>500ng/mL(０〜１)により計算。
sJADAS：systemic JADAS，cJADAS：clinical JADAS

（文献15)より引用，一部改変）

2011；**7**：416-26.
6) Akitsu A, Ishigame H, Kakuta S, et al. IL-1 receptor antagonist-deficient mice develop autoimmune arthritis due to intrinsic activation of IL-17-producing CCR2(+)Vγ6(+)γδ T cells. Nat Commun. 2015；**6**：7464.
7) Kim HA, Kwon JE, Yim H, et al. The pathologic findings of skin, lymph node, liver, and bone marrow in patients with adult-onset still disease：a comprehensive analysis of 40 cases. Medicine (Baltimore). 2015；**94**：e787.
8) Hashkes PJ, Laxer RM, Simon A. Textbook of Autoinflammation. Switzerland：Springer；2019. p.587-616.
9) Ribbens C, Martin y Porras M, Franchimont N, et al. Increased matrix metalloproteinase-3 serum levels in rheumatic diseases：relationship with synovitis and steroid treatment. Ann Rheum Dis. 2002；**61**：161-6.
10) Shimizu M, Yokoyama T, Yamada K, et al. Distinct cytokine profiles of systemic-onset juvenile idiopathic arthritis-associated macrophage activation syndrome with particular emphasis on the role of interleukin-18 in its pathogenesis. Rheumatology(Oxford). 2010；**49**：1645-53.
11) Shimizu M, Nakagishi Y, Inoue N, et al. Interleukin-18 for predicting the development of macrophage activation syndrome in systemic juvenile idiopathic arthritis. Clin Immunol. 2015；**160**：277-81.
12) Kanetaka T, Mori M, Nishimura K, et al. Characteristics of FDG-PET findings in the diagnosis of systemic juvenile idiopathic arthritis. Mod Rheumatol. 2016；**26**：362-7.
13) Wallace CA, Giannini EH, Huang B, et al；Childhood Arthritis Rheumatology Research Alliance；Pediatric Rheumatology Collaborative Study Group；Paediatric Rheumatology International Trials Organisation. American College of Rheumatology provisional criteria for defining clinical inactive disease in select categories of juvenile idiopathic arthritis. Arthritis Care Res (Hoboken). 2011；**63**：929-36.
14) Giannini EH, Ruperto N, Ravelli A, et al. Preliminary definition of improvement in juvenile arthritis. Arthritis Rheum. 1997；**40**：1202-9.
15) Tibaldi J, Pistorio A, Aldera E, et al. Development and initial validation of a composite disease activity score for systemic juvenile idiopathic arthritis. Rheumatology (Oxford). 2020；**59**：3505-14.

総論 2

マクロファージ活性化症候群(MAS)

清水 正樹

MASとは

MASは，リウマチ性疾患に続発する二次性血球貪食性リンパ組織球症(hemophagocytic lymphohistiocytosis：HLH)と定義され，発熱，肝脾腫，血球減少，肝機能障害，高LDH血症，高TG血症，低フィブリノゲン血症，播種性血管内凝固症候群，NK細胞傷害活性低下などに加え，網内系組織での組織球増殖と血球貪食像を特徴とする。MASはほぼすべてのリウマチ性疾患に続発して認められるが，最も頻度が高いのが，sJIAに続発するMASである。sJIAにおけるMASへの移行の頻度は7～17%とされているが[1]，MASはsJIAとは別個の病態ではなくsJIAからMASへ連続して病態が移行すると考えられており，subclinicalなものを含めた場合には，sJIAの30%以上において認められると考えられている。性差はなく(女性57.5%)，発症年齢の中央値は5.3歳で，sJIAの発症時において20%以上の症例に認められる[2]。

MASの病態

MASの病態における特徴的な所見は，細胞傷害性T細胞(cytotoxic T lymphocyte：CTL)およびマクロファージの異常活性化と増殖，さらにこれらの細胞から産生されるインターフェロン(interferon：IFN)-γを中心としたサイトカインストームとも呼ばれる炎症性サイトカインの過剰産生である。MASへの移行には，家族性HLHで認められる遺伝子異常の存在やsJIAで認められるIL-18およびIL-6の過剰産生，そしてIL-10産生障害による炎症の制御不全が密接に関わっている。sJIAの急性期はこれらの異常によってNK細胞傷害活性が低下し，MAS発症の準備状態にある。このようなときに，ウイルス感染などのトリガーによりさらなる炎症性サイトカインの過剰産生が生じることで，MASを発症すると考えられている(**図1**)。

1．家族性HLHに関連した遺伝子異常

家族性HLHでは，パーフォリンを代表とするCTLやNK細胞が標的細胞を傷害する際，そのプロセスとしての細胞内顆粒の放出に関わる分子の異常により，標的細胞や抗原提示細胞を効率よく排除することができず，抗原刺激が持続して高サイトカイン血症が生じる。また活性化したCTLは，本来相互に細胞傷害活性を呈することによって過剰な活性化を抑制するが，遺伝子異常によってこの制御機構が破綻す

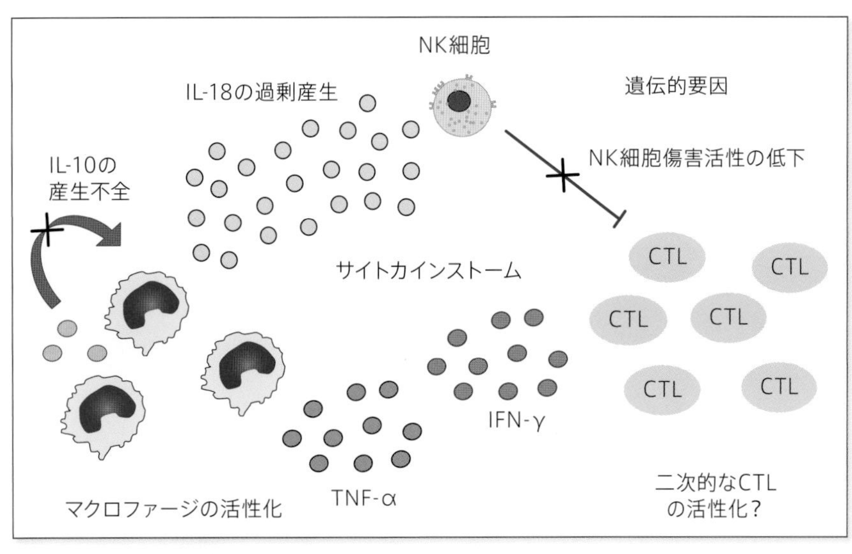

図1 MASの病態
CTL：細胞傷害性T細胞

（筆者作成）

ることも炎症性サイトカインの過剰産生に大きく関わっている。sJIAに続発するMAS症例においても家族性HLHと同様にCTLやNK細胞の機能異常が認められ，約3分の1の症例において家族性HLHに関連した遺伝子のhypomorphicな変異を認めているほか，*PRF1*遺伝子バリアントの関与も報告されている[3]。

2. IL-18の過剰産生とNK細胞機能障害

sJIAは自然免疫系の異常を背景とし，全身性の炎症を繰り返す自己炎症性疾患と考えられている。その病態には，マクロファージを代表とする自然免疫系の炎症細胞の異常活性化とIL-1，IL-6，IL-18などの炎症性サイトカインが深く関与している。sJIAには単周期型，多周期型，慢性持続型の異なる臨床病型を呈する亜群が存在することが知られている。近年IL-6およびIL-1を標的とした生物学的製剤が臨床応用され劇的な効果を示しているが，その一方でそれぞれの薬剤に対して反応性の異なる亜群が存在することも明らかになった[4]。さらに血清サイトカインプロファイル解析の検討から，sJIAにはIL-6優位の亜群とIL-18優位の亜群が存在し，前者は関節症状を強く呈する一方，後者はMASを高率に発症することが明らかになった[5]。MAS症例では血清IL-18が異常高値となり，血清IL-18はMAS発症の予測因子（急性期47,750pg/mL以上）となる[5]。MAS/HLHを繰り返すことを特徴とするXIAP欠損症やNLRC4異常症においても，血清IL-18が異常高値となることが近年明らかになり，自然免疫系の異常を背景とするIL-18の過剰産生がMASの発症に密接に関連していることが推測されている[6)7]。

IL-18はIFN-γ産生誘導因子としてクローニングされたサイトカインであり，T細胞やNK細胞に対するIFN-γ産生および細胞傷害活性を増強する。sJIAおよびMAS症例ではNK細胞数および細胞傷害活性の低下を認める。sJIAにおけるNK細胞機能障害にはIL-18受容体β鎖のリン酸化異常および細胞内へのシグナル伝達障害が関与し，sJIAの急性期にはNK細胞の

IL-18刺激に対する反応性は低下している[8)9)]。一方でこの反応性の低下は治療により血清IL-18濃度が低下するに従い回復することが明らかになり，sJIAにおいて認められるNK細胞機能障害は，IL-18過剰産生によって引き起こされる二次的な変化であると推測されている[9)]。

IL-18のほか，IL-6の過剰産生もsJIAにおいて認められるNK細胞機能障害に関与していると考えられている。IL-6トランスジェニックマウスでは，NK細胞の細胞傷害活性は低下しており，細胞傷害性顆粒の脱顆粒は正常であるが，パーフォリンおよびグランザイムBの発現低下を認めている。ヒトNK細胞をIL-6刺激した検討でも同様の結果であり，TCZの添加によりこれらの変化は抑制される。さらにsJIA患者のNK細胞においても，治療により血清IL-6濃度が低下するとパーフォリンおよびグランザイムBの発現の改善を認めたことから，sJIAにおける高IL-6血症がパーフォリンおよびグランザイムBの発現低下を介してNK細胞機能障害に関与していると考えられている[10)]。

3．IFN-γ/TNF-αの過剰産生

sJIAの急性期には，Epstein-Barr(EB)ウイルスやサイトメガロウイルスなどの感染症を契機にMASへの移行を認める。これはNK細胞機能障害を認めMAS発症の準備状態にある状況において，感染症などのトリガーによりIFN-γの産生が生じることで，炎症細胞のさらなる活性化と炎症性サイトカインの過剰産生が生じ，サイトカインストームとも呼ばれる異常な炎症病態に至るものと考えられている。実際にsJIAに合併したMAS症例における血清サイトカインプロファイルの経時的な観察から，遊離型のIL-18，IFN-γおよびIFN-γ産生を反映するCXCL9，ネオプテリン，そしてTNF-αの産生を反映するⅡ型可溶性TNF受容体はいずれもMASへ移行すると急激に著増することが明らかになっている[11)12)]。また，MAS症例の肝生検組織では，IFN-γ産生CD8陽性T細胞とTNFおよびIL-6産生マクロファージが多数浸潤していることが報告されている[13)]。TNF阻害薬はMASを抑制しえない一方で，抗IL-18治療，抗IFN-γ治療は非常に有効であることから，MAS病態においてはIL-18およびIFN-γが病態の中心的な役割を果たしていると考えられている。

さらに組織障害に伴いアラーミンとして放出されるIL-33はIFN-γ産生CD8陽性T細胞の増殖に重要な役割を果たしている[14)]。実際にIL-33の可溶性受容体であるsoluble suppression of tumorigenesis-2(sST2)もsJIAの急性期およびMASへの移行時には著増している[15)]。

4．IL-10の産生不全

抗IL-6および抗IL-1治療は当初MASに対する効果も期待されたが，残念ながらこれらの薬剤の治療中にもMASの発症は認められ，その臨床像は修飾されることが明らかになった[16)]。抗IL-6受容体抗体であるTCZ治療中には，MAS合併時に発熱などの臨床症状がマスクされ，また多くの場合CRPも陽性化せず，フェリチン値も有意に低値となる[16)]。また，血清サイトカインプロファイル解析の結果から，TCZ治療中に発症したMAS症例では，さまざまな炎症性サイトカインの発現が抑制され，IFN-γ産生を反映するCXCL9値も有意に低下していることが明らかになった[17)]。TCZ投与例においてCXCL9値は，抑制はされるものの急性期と比較しMAS発症時に高値を呈していることから，IFN-γがMAS病態の中核をなすことに間違いはないと思われるが，toll-like receptor 9(TLR9)刺激を繰り返すことで発症するMASのマウスモデルではIFN-γを中和しても，IL-10シグナルの遮断によりMAS病態が引き起こされることが知られている[18)]。

マクロファージには，IFN-γおよびリポ多糖により誘導されウイルスや細菌感染に対する防御を担うM1マクロファージ，IL-4により誘導されアレルギー応答や寄生虫感染に対する防御を担うM2aマクロファージ，免疫複合体の存在下で分化するM2bマクロファージ，IL-10により誘導され組織修復に関わるM2cマクロファージといった異なるサブセットが存在することが知られている。このうちM2cマクロファージはCD163分子を細胞表面に表出し，ヘモグロビン-ハプトグロビン(Hb-Hp)複合体と結合する。Hb-Hp複合体がエンドサイトーシスにより細胞内に取り込まれると，ヘムオキシゲナーゼ(heme oxygenase：HO)-1が誘導される。HO-1はヘムを代謝し，代謝産物の1つである一酸化炭素(CO)を介してIL-10の産生を誘導し抗炎症作用を示す。このCD163/HO-1/IL-10経路はsJIAの病態において重要な役割を果たしており，sJIA症例での急性期には，血清sCD163濃度，HO-1濃度が著増しているとともに，炎症が収束した非活動期においても高値が遷延し，M2cマクロファージの活性化が持続していることが知られている[19)20)]。さらに最近，sJIAの急性期にはIL-10の産生不全が認められることがわかった[21)]。これらの知見から，sJIAではIL-10の産生障害を背景としたマクロファージの活性化制御不全が病態に深く関与していることが推測されている。IL-10はIFN-γによる細胞活性化経路の抑制作用を示すことから，前述のマウスモデルでの知見と合わせ，MAS病態の抑制にも重要な役割を果たしていることが推測される。

MASの臨床像

MASは臨床的に発熱，肝脾腫，血球減少，肝機能障害，高LDH血症，高TG血症，低フィブリノゲン血症，播種性血管内凝固症候群，NK細胞傷害活性低下などに加え，網内系組織での組織球増殖と血球貪食像を特徴とする。sJIA症例においてMASを発症すると，熱型が弛張熱から稽留熱へと変化し，肝脾腫が増大する。WBCやPltの減少，肝酵素の上昇，フィブリノゲンの低下，凝固異常(FDP，FDP-D-ダイマーの上昇)を認める。また，フェリチン値の異常高値は特徴的な所見となる。病期が進行すると，出血症状や呼吸障害もみられる。

MASの臨床症状や検査所見の異常は炎症性サイトカインの作用によって説明ができる(**表1**)。血球減少はIFN-γやTNF-α，IL-1βによる造血抑制と血球貪食による変化を，AST，

表1 MASにおける検査所見と関連するサイトカインおよび病態

検査所見	関連するサイトカイン	関連するサイトカイン所見の示す病態
尿中β_2MG	IFN-γ	HLA class Ⅰ過剰発現：β_2MG=クラスⅠ/L鎖
血清フェリチン	IFN-γ，TNF-α	鉄代謝，網内系異常：産生増加
FDP, D-ダイマー	IFN-γ，TNF-α	凝固線溶系亢進：内皮細胞傷害
AST, LDH	TNF-α	ミトコンドリア障害：アポトーシス，ネクローシス
高TG血症	TNF-α	肝，脂肪代謝障害：リポ蛋白リパーゼ↓
可溶性IL-2受容体	IFN-γ	T細胞活性化

HLA：ヒト白血球抗原

(清水正樹．日小児会誌．2018；**122**：1808-17．より引用，一部改変)

LDH，クレアチンキナーゼ(creatine kinase：CK)の上昇はTNF-αによるミトコンドリアを標的とした細胞傷害によって引き起こされ，凝固線溶系の異常はIFN-γやTNF-αによる血管内皮細胞の活性化や細胞傷害を反映していると考えられる。さらに血清アルブミンの低下は血管内皮細胞傷害の進行とTNF-αによる血管透過性亢進によるアルブミンの漏出を，TG上昇などの脂質代謝異常はTNF-αによるリポ蛋白リパーゼの抑制を反映している。尿中β_2MGの高値はIFN-γの，血清フェリチン高値はTNF-αの過剰産生とM2cマクロファージの活性化を反映していると考えられている(**図2**)[22]。

MASの病態の把握には，IL-18を代表とするサイトカインプロファイルを用いたモニタリングが有用であるが[23]，一般臨床の現場では，前述のサイトカイン誘導蛋白の体系的なモニタリングが病態の理解，治療方針の決定に有用である。

MASの診断

MASの診断は2016年に発表されたsJIAに続発するMASに対する分類基準を参考にして行う(**表2**)[24]。本分類基準はMASの診断に非常に有用であるが，一方でMASの早期診断に対しては感度が不十分であり，分類基準に含まれる検査項目やLDH値，FDP値，FDP-D-ダイマー値の経時的な変化の観察が非常に重要である[25,26]。実際の臨床の現場においては，ベッドサイドでの細かな観察が最も重要であり，臨床症状および検査所見の変化を見逃さず，治療開始に踏み切ることが重要である。特にPlt減少と血球減少の傾向は重要であり，MASへの移行が疑われた場合には，1日複数回の評価が必要なこともある。

また，前述のように生物学的製剤による治療中に合併するMASでは，臨床像が修飾されるため診断が困難になる可能性がある。実際にMASの分類基準を満たす割合は，CAN投与例では77.1%，TCZ投与例では54.3%であったと

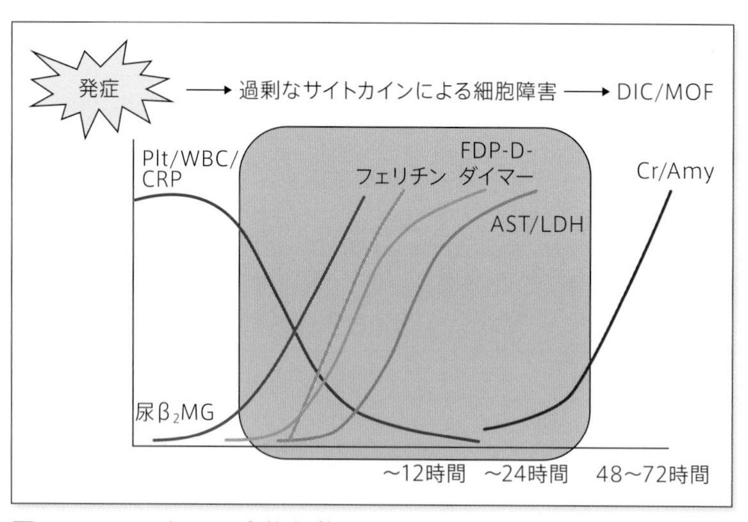

図2 MASにおける病態転換の臨床経過

DIC：播種性血管内凝固症候群，MOF：多臓器不全，Amy：アミラーゼ

(文献22)より引用，改変)

報告されている[16]。今後，生物学的製剤による治療中に合併するMASについては，その臨床像の詳細な解析と新たな分類基準の作成が望まれる。

MASの治療

MASの治療(**表3**)は，原疾患のコントロールと高サイトカイン血症の是正を目的とした免疫抑制療法が中心となる。活性化したマクロファージの鎮静化にはGCの点滴静注が基本となり，PSL大量療法(1〜2mg/kg/日)やmPSLパルス療法(30mg/kg/日，最大1,000mg，1日1回3日間連続投与を1コースとして，1〜2コース)が初期治療として用いられる。また，レシチンが活性化マクロファージに取り込まれる性質を応用したDEX-P(リメタゾン®)も非常に有効である[27)28)](保険適用外)。DEX-Pは10mg/m^2/日(最大10mg)を分2投与で開始し，数日ごとに漸減されることが多い。CyA(サンディミュン®)はT細胞の活性化を抑制し，T

表2 sJIAに合併したMASの診断基準

sJIAと診断されている症例または疑われる発熱を呈する症例において，下記の基準を満たす場合，MASと診断する。		
1	血清フェリチン値上昇	＞684ng/mL
2	1に加え，下記の検査項目のうち少なくとも2つ以上を満たすもの	
	Plt減少	≦181×10^9/L
	AST上昇	＞48U/L
	TG上昇	＞156mg/dL
	低フィブリノゲン血症	≦360mg/dL

(文献24)より引用)

表3 MASに対する治療

1. GC治療
   PSL 1〜2mg/kg/日
   mPSLパルス療法 30mg/kg/日(最大1,000mg)を連続3日間投与
   DEX-P 10mg/m^2/日(最大10mg)を2回に分けて投与
2. CyA治療
   CyA 持続点滴1〜1.5mg/kg/日
3. 抗凝固療法
   ヘパリン持続点滴
   DICを合併しているような場合にはリコンビナントトロンボモジュリンや新鮮凍結血漿も併用されることがある。
4. アフェレーシス療法
   単純血漿交換療法
   白血球除去療法

DEX-P，CyAは保険適用外
DIC：播種性血管内凝固症候群

(筆者作成)

細胞由来のサイトカインの産生を抑制することが期待されるほか，TNF-αのミトコンドリア傷害を抑止する作用を有する[29]。実際の投与法としては，血中濃度100～150ng/mLを目標にして，CyA 1～1.5mg/kg/日の持続点滴静注が行われる（保険適用外）。重症例ではさらに高用量で使用される。CyA治療中は可逆性後頭葉白質脳症症候群の発症リスクがあるため，厳密な血圧管理が必要である。抗凝固療法は基本的な治療であり，FDP値，FDP-D-ダイマー値の上昇がみられたら維持輸液にヘパリンを混注（100～200単位/kg/日）して，速やかに開始する。

免疫抑制療法が効果不十分な場合には，アフェレーシス療法が考慮される。MASに対しては単純血漿交換療法が有効である[30]が，効果が不十分な場合には，白血球除去療法[31]や血漿濾過透析[32]が有効である。

文献

1）Petty RE, Laxer RM, Lindsley CB, et al. Textbook of Pediatric eumatology, 8th edition. Philadelphia : Elsevier ; 2020. p.567-74.
2）Minoia F, Davì S, Horne A, et al ; Pediatric Rheumatology International Trials Organization ; Childhood Arthritis and Rheumatology Research Alliance ; Pediatric Rheumatology Collaborative Study Group ; et al. Clinical features, treatment, and outcome of macrophage activation syndrome complicating systemic juvenile idiopathic arthritis : A multinational, multicenter study of 362 patients. Arthritis Rheumatol. 2014 ; **66** : 3160-9.
3）Kaufman KM, Linghu B, Szustakowski JD, et al. Whole-exome sequencing reveals overlap between macrophage activation syndrome in systemic juvenile idiopathic arthritis and familial hemophagocytic lymphohistiocytosis. Arthritis Rheumatol. 2014 ; **66** : 3486-95.
4）Gattorno M, Piccini A, Lasiglìè D, et al. The pattern of response to anti-interleukin-1 treatment distinguishes two subsets of patients with systemic-onset juvenile idiopathic arthritis. Arthritis Rheum. 2008 ; **58** : 1505-15.
5）Shimizu M, Nakagishi Y, Inoue N, et al. Interleukin-18 for predicting the development of macrophage activation syndrome in systemic juvenile idiopathic arthritis. Clin Immunol. 2015 ; **160** : 277-81.
6）Wada T, Kanegane H, Ohta K, et al. Sustained elevation of serum interleukin-18 and its association with hemophagocytic lymphohistiocytosis in XIAP deficiency. Cytokine. 2014 ; **65** : 74-8.
7）Canna SW, de Jesus AA, Gouni S, et al. An activating NLRC4 inflammasome mutation causes autoinflammation with recurrent macrophage activation syndrome. Nat Genet. 2014 ; **46** : 1140-6.
8）de Jager W, Vastert SJ, Beekman JM, et al. Defective phosphorylation of interleukin-18 receptor beta causes impaired natural killer cell function in systemic-onset juvenile idiopathic arthritis. Arthritis Rheum. 2009 ; **60** : 2782-93.
9）Takakura M, Shimizu M, Yakoyama T, et al. Transient natural killer cell dysfunction associated with interleukin-18 overproduction in systemic juvenile idiopathic arthritis. Pediatr Int. 2018 ; **60** : 984-5.
10）Cifaldi L, Prencipe G, Caiello I, et al. Inhibition of natural killer cell cytotoxicity by interleukin-6 : implications for the pathogenesis of macrophage activation syndrome. Arthritis Rheumatol. 2015 ; **67** : 3037-46.
11）Weiss ES, Girard-Guyonvarc'h C, Holzinger D, et al. Interleukin-18 diagnostically distinguishes and pathogenically promotes human and murine macrophage activation syndrome. Blood. 2018 ; **131** : 1442-55.
12）Takakura M, Shimizu M, Irabu H, et al. Comparison of serum biomarkers for the diagnosis of macrophage activation syndrome complicating systemic juvenile idiopathic arthritis. Clin Immnuol. 2019 ; **208** : 108252.
13）Billiau AD, Roskams T, Van Damme-Lombaerts R, et al. Macrophage activation syndrome : characteristic findings on liver biopsy illustrating the key role of activated, IFN-gamma-producing lymphocytes and IL-6- and TNF-alpha-producing macrophages. Blood. 2005 ; **105** : 1648-51.
14）Rood JE, Rao S, Paessler M, et al. ST2 contributes to T-cell hyperactivation and fatal hemophagocytic lymphohistiocytosis in mice. Blood. 2016 ; **127** : 426-35.
15）Ishikawa S, Shimizu M, Ueno K, et al. Soluble ST2 as a marker of disease activity in systemic juvenile idiopathic arthritis. Cytokine. 2013 ; **62** : 272-7.
16）Schulert GS, Minoia F, Bohnsack J, et al. Effect of Biologic Therapy on Clinical and Laboratory Features of Macrophage Activation Syndrome Associated With Systemic Juvenile Idiopathic Arthritis. Arthritis Care Res(Hoboken). 2018 ; **70** : 409-19.
17）Mizuta M, Shimizu M, Inoue N, et al. Clinical significance of serum CXCL9 levels as a biomarker for systemic juvenile idiopathic arthritis associated macrophage activation syndrome. Cytokine. 2019 ; **119** : 182-7.

18) Canna SW, Wrobel J, Chu N, et al. Interferon-γ mediates anemia but is dispensable for fulminant toll-like receptor 9-induced macrophage activation syndrome and hemophagocytosis in mice. Arthritis Rheum. 2013 ; **65** : 1764-75.
19) Sakumura N, Shimizu M, Mizuta M, et al. Soluble CD163, a unique biomarker to evaluate the disease activity, exhibits macrophage activation in systemic juvenile idiopathic arthritis. Cytokine. 2018 ; **110** : 459-65.
20) Shimizu M, Yachie A. Compensated inflammation in systemic juvenile idiopathic arthritis : role of alternatively activated macrophages. Cytokine. 2012 ; **60** : 226-32.
21) Imbrechts M, Avau A, Vandenhaute J, et al. Insufficient IL-10 Production as a Mechanism Underlying the Pathogenesis of Systemic Juvenile Idiopathic Arthritis. J Immunol. 2018 ; **201** : 2654-63.
22) 横田俊平，武井修治(監)．若年性特発性関節炎 トシリズマブ治療の理論と実際 2009．東京:メディカルレビュー社；2009. p.17-23.
23) Shimizu M, Yokoyama T, Yamada K, et al. Distinct cytokine profiles of systemic-onset juvenile idiopathic arthritis-associated macrophage activation syndrome with particular emphasis on the role of interleukin-18 in its pathogenesis. Rheumatology(Oxford). 2010 ; **49** : 1645-53.
24) Ravelli A, Minoia F, Davì S, et al ; Paediatric Rheumatology International Trials Organisation ; Childhood Arthritis and Rheumatology Research Alliance ; Pediatric Rheumatology Collaborative Study Group; Histiocyte Society. 2016 Classification criteria for macrophage activation syndrome complicating systemic juvenile idiopathic arthritis : a European League Against Rheumatism/American College of Rheumatology/Paediatric Rheumatology International Trials Organisation Collaborative Initiative. Ann Rheum Dis. 2016 ; **75** : 481-9.
25) Shimizu M, Mizuta M, Yasumi T, et al. Validation of Classification Criteria of Macrophage Activation Syndrome in Japanese Patients With Systemic Juvenile Idiopathic Arthritis. Arthritis Care Res (Hoboken). 2018 ; **70** : 1412-5.
26) 厚生労働科学研究費補助金難治性疾患等政策研究事業自己免疫疾患に関する調査研究班(編)．成人スチル病診療ガイドライン2017年版．東京：診断と治療社；2017. p.62-3.
27) 今川智之，片倉茂樹，森　雅亮，他．全身型若年性関節リウマチに続発したマクロファージ活性化症候群の1例．リウマチ. 1997 ; **37** : 487-92.
28) Nakagishi Y, Shimizu M, Kasai K, et al. Successful therapy of macrophage activation syndrome with dexamethasone palmitate. Mod Rheumatol. 2016 ; **26** : 617-20.
29) Soriano ME, Nicolosi L, Bernardi P. Desensitization of the permeability transition pore by cyclosporin a prevents activation of the mitochondrial apoptotic pathway and liver damage by tumor necrosis factor-alpha. J Biol Chem. 2004 ; **279** : 36803-8.
30) Demirkol D, Yildizdas D, Bayrakci B, et al. Hyperferritinemia in the critically ill child with secondary hemophagocytic lymphohistiocytosis/sepsis/multiple organ dysfunction syndrome/macrophage activation syndrome : what is the treatment? Crit Care. 2012 ; **16** : R52.
31) Miyazono A, Abe J, Ogura M, et al. Successful remission induced by plasma exchange combined with leukocytapheresis against refractory systemic juvenile idiopathic arthritis. Eur J Pediatr. 2014 ; **173** : 1557-60.
32) Kinjo N, Hamada K, Hirayama C, et al. Role of plasma exchange, leukocytapheresis, and plasma diafiltration in management of refractory macrophage activation syndrome. J Clin Apher. 2018 ; **33** : 117-20.

総論 3

カナキヌマブ(CAN)

岩田 直美

CANについて

sJIAでは，IL-1β，IL-6，IL-18などの炎症性サイトカインの過剰産生が深く関与しており[1]，発熱や発疹などの炎症病態を引き起こしている。sJIA患者由来の活性化した末梢血単核球は大量のIL-1βを放出しており，sJIA患者においてIL-1産生の調節不全が存在することが示唆され，さらにIL-1の阻害によりsJIAの臨床症状が改善することが報告された[2)3)]。またIL-1βを中和することで炎症を急速かつ持続的に鎮静化することが可能となり[4)]，sJIAの治療薬として抗IL-1βモノクローナル抗体が用いられるようになった。

CANは，炎症性サイトカインの1つであるヒトIL-1βに対する遺伝子組換えヒトIgG1モノクローナル抗体である。CANはIL-1βに結合し，IL-1βの受容体の結合を阻止することで，その活性を中和し，IL-1βの過剰産生がもたらす炎症を抑制する(**図1**)。CANは皮下注製剤として，まず初めに自己炎症疾患であるクリオピリン関連周期性症候群に対して各国で承認され，sJIAに対しては2013年に欧米で適応が追加され，2018年7月に国内でも既存治療で効果が不十分なsJIAに対する使用が認可された。

CANの有効性，安全性

CANの有効性に関して，活動性の全身症状を有するsJIAに対して前向きのプラセボ対照ランダム化比較試験が報告されている[5)]。このsJIAに対する臨床試験ではtrial 1としてCAN 4 mg/kg群43例と，プラセボ群41例のJIA ACR(American College of Rheumatology)改善率が15日目，29日目で比較された。一般的にJIA ACR改善率について，JIA ACR 30は薬理学的な効果，JIA ACR 50は臨床的な改善とおおむね一致し，JIA ACR 70を達成すると患者自身がほぼ寛解を実感できると認識されているが，このtrial 1の結果は，15日目の時点でCAN群の84%の患者がJIA ACR 30を達成し(プラセボ群10%，$p<0.001$)，33%の患者がJIA ACR 100，inactive diseaseの状態となった(**図2**)。さらにtrial 1の患者を含むsJIA 177例が参加しtrial 2として試験が行われた。この試験では，まず初めに12～32週目までオープンラベル期間として4週ごとにCANの投与を受けた。その後，これらの症例のうちGCの投与を受けていた128例中，病勢が安定している100例が参加し，CAN継続群50例，プラセボ群50例に振り分けられ，GCを減量する試験が行わ

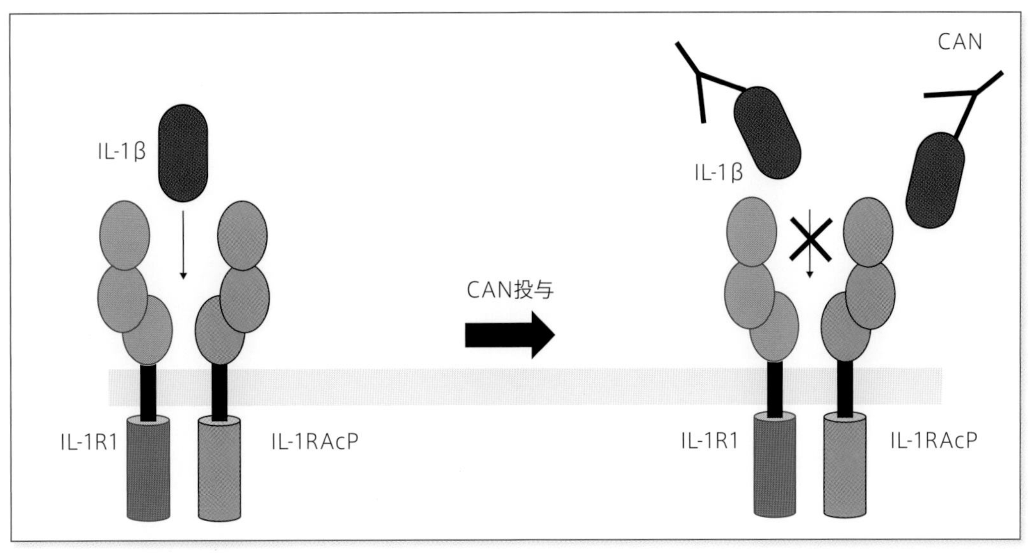

図1 CANの作用機序
IL-1R1：IL-1 receptor type 1，IL-1RAcP：IL-1 receptor accessory protein

（筆者作成）

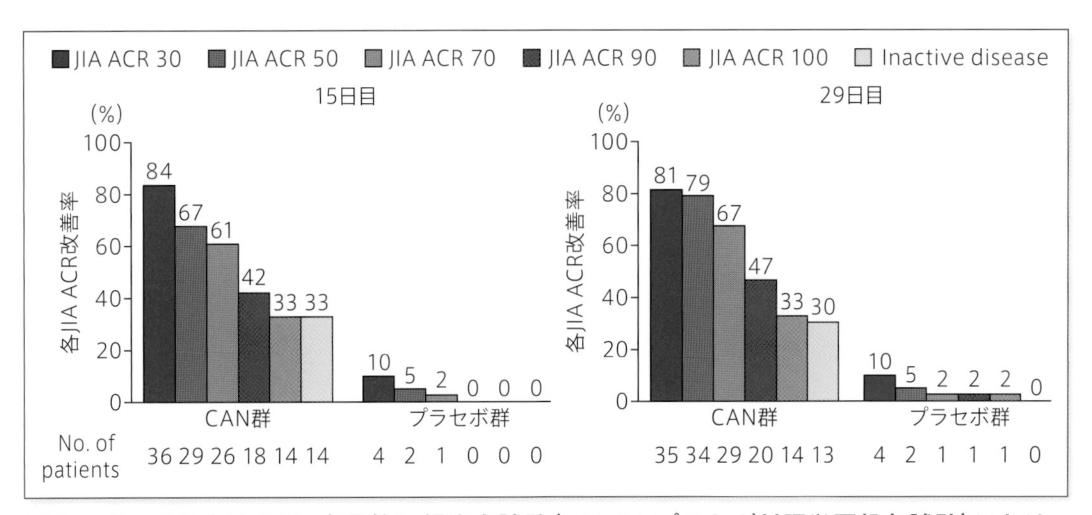

図2 sJIAに対するCAN海外第Ⅲ相臨床試験（trial 1：プラセボ対照単回投与試験）におけるJIA ACR改善率
主要評価項目：15日目のJIA ACR 30改善率

（文献5）より引用，改変）

れた。GCの減量法は，PSL換算で0.1mg/kg/日までは週0.1mg/kgずつ減量，0.1mg/kg/日では1週で0.05mg/kg/日に減量し，0.05mg/kg/日以下からは2週間隔日（48時間ごと）で服用し中止するという方法で行われた。この結果，CAN継続群は74％で再燃がなく，プラセボ群25％に比較し有意に寛解を維持できた（ハザード比0.36，p＝0.003）（**図3**）。再燃患者は再度CAN投与を受ける長期投与試験に参加可能であり，128例中57例（45％）でGC投与量をPSL

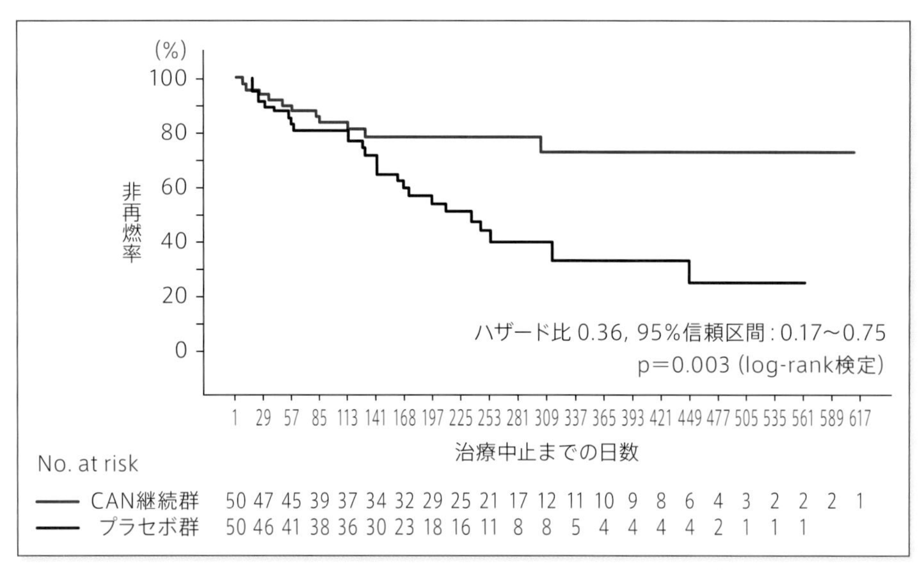

図３ sJIAに対するCAN海外第Ⅲ相臨床試験（trial 2：ランダム化投与中止試験）における非再燃率（Kaplan-Meier生存曲線）

（文献５）より引用，改変）

換算0.34mg/kg/日から0.05mg/kg/日へ減量することができ，最終的に128例中42例（33%）がGCを中止できたと，この時点では報告された。その後，長期投与試験に177例中144例（81%）が参加し，さらに５年間の長期経過が観察された[6]。この結果，GCは128例中20例（16%）で中止され，28例（22%）が0.15mg/kg/日まで漸減されていた。２年後のJIA ACR 50/70/90改善率は，それぞれ62%，61%，54%で，効果は５年間維持されていたが，全体として177例中75例（42%）が５年間の試験を完遂し，長期投与中の中止例69例を含む102例（58%）で試験が中止されていた。中止例のうち，非有効性が102例中63例（62%）あったが，寛解が維持できたためCANを中止した患者７例も含まれていた。

上記試験では，試験期間中の曝露期間の中央値3.5年（四分位0.6〜4.4），476患者－年で，MASが初期の報告の３例を含む13例で報告され，死亡例は３例であった。重篤な有害事象の発生率は40.68/100患者－年で，最も一般的な重篤な有害事象は，sJIAの再燃（5.24/100患者－年）であった。重篤な感染症の発生率は10.3/100患者－年で，最も頻度の高い重篤な感染症は胃腸炎（1.05/100患者－年），肺炎（0.84/100患者－年）であった。また敗血症性ショック（0.42/100患者－年）がみられたが，すべての感染症は後遺症なく回復していた。

国内のワンアームの臨床試験においても有効性は示されたが[7]，小規模試験であったため国内での有害事象に関しては不明な点も多く（**表１**），今後実施される市販後調査の結果が待たれる。このためCAN使用にあたっては，安全性に十分配慮し，適正使用を行うために，添付文書を十分参照していただきたい。日本小児リウマチ学会による「市販後調査のための全身型若年性特発性関節炎に対するカナキヌマブ使用の手引き」（p.98）のポイントを以下に示す。本手引きは今後の市販後調査の成績を反映しつつ必要に応じ改訂が予定されている。

表1　sJIAに対するCAN国内臨床試験における重篤な有害事象

事象名	CAN n =19 n(%)
１例以上の重篤な有害事象を有する患者数	8 (42.1)
Still病	3 (15.8)
JIA	1 (5.3)
インフルエンザ	2 (10.5)
Epstein-Barrウイルス感染	1 (5.3)
胃腸炎	1 (5.3)
咽頭炎	1 (5.3)
血球貪食症候群(MAS)	1 (5.3)
副腎不全症	2 (10.5)
発熱	1 (5.3)

（文献７）より引用）

CAN治療の対象

『若年性特発性関節炎初期診療の手引き2015』[8)]に記載されているGCを含めた治療を行っても，①発熱・皮疹・関節炎など臨床症状や炎症所見の改善がみられない症例，②GCの減量ができない症例，GCの長期使用が避けられず，副作用が顕在化あるいは懸念される難治性sJIA症例がCAN投与の対象となる。

上記①，②の条件に加え，「市販後調査のための全身型若年性特発性関節炎に対するカナキヌマブ使用の手引き」(p.98)には，③として抗IL-6受容体拮抗薬TCZが無効ないし効果不十分な症例，またはTCZが副作用のために継続できない症例が条件に加えられている。これは，2018年７月２日付で厚生労働省保険局から,「カナキヌマブのsJIAへの使用に当たっては，原則として他の生物製剤で効果不十分な場合に使用を検討する」旨の留意事項が出されているためであり，2021年４月現在もこの対応は継続中である。一方で，臨床試験においては他の生物学的製剤未使用例に対してもCANは使用され効果が確認されている。

MASに対するCANの効果は，IL-1阻害療法中のMAS移行例が報告されるなど，現時点では不明であり，MAS移行例に対しては，mPSLパルス療法やDEX-P療法(保険適用外)，CyA持続点滴静注療法(保険適用外)を優先させ，CANの投与は開始しない。

CANの投与により重篤な感染症が現れ，致死的な経過をたどることがあるため，CAN投与が禁忌の症例でないか慎重に判断する必要がある(**表２**)。このため，CAN開始前には他の生物学的製剤と同様にスクリーニング検査を行うのが望ましい。

１．結核に関するスクリーニング

臨床試験では患者が活動性結核を発症している場合，または何らかの慢性感染症に対する治療を受けていた場合は除外されたため，CANによる結核への影響は検討されていない。

①CAN投与に先立って，結核に関する十分な問診，胸部X線検査，インターフェロン(interferon：IFN)-γ遊離試験またはツベルクリン反応検査，胸部CT検査(適宜)を行う

表2 CAN(イラリス®)投与の禁忌例

1．重篤な感染症の患者(感染症が悪化するおそれがある)
2．活動性結核の患者(症状が悪化するおそれがある)
3．本剤の成分に対し過敏症の既往歴のある患者

(イラリス®添付文書. 2020年4月改訂(第1版). より引用)

ことにより，結核感染の有無を確認する。

②結核の既往歴を有する場合および結核感染が疑われる場合には，結核の診療経験がある医師に相談する。

③胸部X線写真で陳旧性肺結核に合致する陰影を有する患者，IFN-γ遊離試験やツベルクリン反応が陽性の患者，結核患者との濃厚接触歴を有する患者は，原則として抗結核薬を予防投与したうえで，CANを投与する。

④結核の活動性が確認された場合はCANを投与せず，結核の治療を優先する。

2．B型肝炎およびB型肝炎ウイルス再活性化に関するスクリーニング

B型肝炎ウイルス(hepatitis B virus：HBV)感染者(キャリアおよび既往感染者)に対しては，日本リウマチ学会による「B型肝炎ウイルス感染リウマチ性疾患患者への免疫抑制療法に関する提言(第4版改訂版)」および日本肝臓学会(編)『B型肝炎治療ガイドライン』を参考に対処する。

CANの投与方法

用法・用量としては，通常，CANとして1回4 mg/kgを4週ごとに皮下注射する。1回の最高用量は300mgである。

CANの使用に当たっては，sJIAとCANについての十分な知識と治療経験をもつ医師が，重篤な感染症やアナフィラキシーなどに対して緊急に処置が行える医療機関で投与する必要がある。CANの適正使用および安全性確保のため，2018年7月時点で企業と独立行政法人医薬品医療機器総合機構(PMDA)との間で医師要件および施設要件が取り決められており，企業から使用指針が出されている(**表3**)。

GC以外の他剤との併用に関しては十分に検討されていないものの，sJIA患児の病状によっては他の免疫抑制薬との併用を余儀なくされる場合が少なくない。市販後調査の結果が待たれるが，CANと免疫抑制薬を併用する場合は安全性について特に注意が必要である。他の生物学的製剤との併用に関しては有効性および安全性は確立していないので併用は避けるべきである。また，他の生物学的製剤から変更する場合は，感染症の徴候について患者の状態を十分に観察する必要がある。

CAN導入のタイミングに関して，mPSLパルス療法などにより炎症病態を鎮静化した後に導入すべきかについては明確な基準はない[9)-11)]。現在，国内でsJIAに対して使用されている生物学的製剤であるTCZの開始時は，使用開始前にsJIAの病勢を抑制することが推奨されているが，実際にはTCZ使用においてもsJIAの病勢抑制が困難な患者が存在している。sJIAの病勢抑制が困難な症例にCAN投与を行う際は，CAN投与後もsJIAの再燃やMASへの移行に特に注意する。

表3 CAN(イラリス®)の適正使用のための医師要件および施設要件

a．医師要件：
イラリス®の投与にあたっては，sJIAの知識経験があり，かつ，以下のいずれかの要件を満たすことが必要である。
1）日本リウマチ学会が設定するリウマチ専門医
なお，小児科専門医であってもリウマチ専門医の資格認定が必要である
2）本剤のsJIAに対する治験に参加した医師
3）本剤によるsJIAの治療経験がある医師による教育を受けた医師
上記以外の医師で，sJIA治療のためイラリス®の使用が必要である場合，以下の両方の条件を満たす必要がある（なお，本要件のみ該当する医師は，イラリス®の維持治療のみ可能となる）。
①イラリス®による治療経験を有する医師からsJIAの治療およびイラリス®の適正使用情報の知識を得ている（sJIAに対するイラリス®の適正使用研修動画の視聴を含む）。
②sJIAの診断が上記要件1～3に該当する医師により下され，イラリス®による治療が開始されている患者に対し，上記医師と相談できる環境下で治療を進めることが可能である。
b．施設要件：
イラリス®は下記要件をすべて満たす施設でのみ使用が可能となる。
1）重篤な感染症，アナフィラキシーなどに対する緊急処置が実施可能な医療機関であること
2）全例調査に協力および契約締結が可能な医療機関であること
3）上記の医師要件に示す専門的知識および経験のある医師が在籍すること
4）イラリス®を使用中の患者が転院する際，転院先の施設名や医師名など，連絡することが可能な医療機関であること

（日本小児リウマチ学会．市販後調査のための全身型若年性特発性関節炎に関するカナキヌマブ使用の手引き．小児リウマチ．2018；**9**：88-92．より抜粋）

CANの注意すべき有害事象

1．MAS

CAN使用中に重篤な合併症としてMASへ移行することがある。特にCAN使用によりsJIAの病勢が改善した後であっても，感染症などを誘因としてMASへ移行した症例が報告されている[12)]。MAS移行後の死亡例もあり，CAN使用中は感染症などを誘因としたMASへの移行に注意する必要がある。また，CAN使用中は，MAS移行を疑う際の臨床症状が軽微になる可能性がある。特に感染症罹患時などにsJIA病勢悪化が疑われた際は，症状が軽微であっても，MAS移行の可能性がないか十分注意することが重要である[12)13)]。

CAN投与中にMASへ移行した場合に，CANを継続すべきか否かに関しては十分な情報がない。感染症を誘因としたMAS移行時には，CAN投与が感染症を悪化させる可能性がある。CAN投与中にMASへ移行した場合は，速やかにMASに対する適切な治療[14)]を行うとともに，休薬を考慮し治療を検討する必要がある。

2．感染症

CANはIL-1βの作用を抑制することで細菌やその他の感染源に対する免疫反応に影響する可能性があり，感染症が悪化するおそれがある。臨床試験では，上気道感染などの感染症が高頻度に報告されている。敗血症や日和見感染症（アスペルギルス症，非定型抗酸菌症，帯状疱疹な

ど）を含む重篤な感染症などが現れることがあり，敗血症などの重篤な感染症の副作用により，致命的な経過をたどることがある。CAN投与後は患者の状態に十分に観察し，感染症を認めた場合は感染症に対する治療を優先し，CANの投与は中止することが勧められている。一方で，CAN中止に伴い急激にsJIAの病勢が悪化する可能性があるため，緊急時に十分に対応できる医療施設および医師のもとで治療することが望ましい。また，CANはIL-1βの作用を抑制することで，感染に対するCRPの増加や発熱などの炎症反応が抑制され，感染症の発見が遅れる可能性があるため，感染症の発現，再発および増悪に十分注意する。

3．好中球減少

好中球減少が現れる可能性がある。定期的に血液検査を実施するとともに，好中球減少が生じた原因を検討し，必要時はCAN投与を中止することを含め検討する必要がある。

4．アナフィラキシーまたはアナフィラキシーショック

sJIAに対するCANの臨床試験においては，アナフィラキシーまたはアナフィラキシーショックは報告されていない。CAN投与に対する過敏反応は報告されているため，投与の際には過敏反応の発現に注意し，必要に応じて適切な処置を行う。

その他の留意事項

ワクチン接種

水痘，麻疹，風疹，おたふくかぜ，BCGなどの生ワクチン接種は，CAN投与中は禁忌である。sJIA患児に対する不活化ワクチン接種は，これまで生物学的製剤使用中も原疾患の病勢が安定している時期に施行され，おおよそ有効かつ安全と考えられている。明確なエビデンスはないが，現時点ではCAN使用中も同様な対応が望ましいと考えられている。

文献

1）Holzinger D, Kessel C, Omenetti A, et al. From bench to bedside and back again : translational research in autoinflammation. Nat Rev Rheumatol. 2015 ; **11** : 573-85.
2）Pascual V, Allantaz F, Arce E, et al. Role of interleukin-1（IL-1）in the pathogenesis of systemic onset juvenile idiopathic arthritis and clinical response to IL-1 blockade. J Exp Med. 2005 ; **201** : 1479-86.
3）Gattorno M, Piccini A, Lasigliè D, et al. The pattern of response to anti-interleukin-1 treatment distinguishes two subsets of patients with systemic-onset juvenile idiopathic arthritis. Arthritis Rheum. 2008 ; **58** : 1505-15.
4）Dinarello CA. Interleukin-1 in the pathogenesis and treatment of inflammatory diseases. Blood. 2011 ; **117** : 3720-32.
5）Ruperto N, Brunner HI, Quartier P, et al ; PRINTO ; PRCSG. Two randomized trials of canakinumab in systemic juvenile idiopathic arthritis. N Engl J Med. 2012 ; **367** : 2396-406.
6）Ruperto N, Brunner HI, Quartier P, et al ; Paediatric Rheumatology International Trials Organisation（PRINTO）and the Pediatric Rheumatology Collaborative Study Group（PRCSG）. Canakinumab in patients with systemic juvenile idiopathic arthritis and active systemic features : results from the 5-year long-term extension of the phase III pivotal trials. Ann Rheum Dis. 2018 ; **77** : 1710-9.
7）Nishimura K, Hara R, Umebayashi H, et al. Efficacy and safety of canakinumab in systemic juvenile idiopathic arthritis : 48-week results from an open-label phase III study in Japanese patients. Mod Rheumatol. 2021 ; **31** : 226-34.
8）一般社団法人日本リウマチ学会 小児リウマチ調査検討小委員会（編）．若年性特発性関節炎初期診療の手引き2015．大阪：メディカルレビュー社；2015．p.52-9.
9）Ringold S, Weiss PF, Beukelman T, et al ; American Collge of Rheumatology. 2013 update of the 2011 American College of Rheumatology recommendations for the treatment of juvenile idiopathic arthritis : recommendations for the medical therapy of children with systemic juvenile idiopathic arthritis and tuberculosis screening among children receiving biologic medications. Arthritis Rheum. 2013 ; **65** : 2499-512.
10）Vastert SJ, de Jager W, Noordman BJ, et al. Effectiveness of first-line treatment with recombinant interleukin-1 receptor antagonist

in steroid-naive patients with new-onset systemic juvenile idiopathic arthritis : results of a prospective cohort study. Arthritis Rheumatol. 2014 ; **66** : 1034-43.
11) Horneff G, Peitz J, Kekow J, et al. Canakinumab for first line steroid-free treatment in a child with systemic-onset juvenile idiopathic arthritis. Scand J Rheumatol. 2017 ; **46** : 500-1.
12) Grom AA, Ilowite NT, Pascual V, et al. Rate and Clinical Presentation of Macrophage Activation Syndrome in Patients With Systemic Juvenile Idiopathic Arthritis Treated With Canakinumab. Arthritis Rheumatol. 2016 ; **68** : 218-28.
13) Schulert GS, Minoia F, Bohnsack J, et al. Effect of Biologic Therapy on Clinical and Laboratory Features of Macrophage Activation Syndrome Associated With Systemic Juvenile Idiopathic Arthritis. Arthritis Care Res(Hoboken). 2018 ; **70** : 409-19.
14) 横田俊平，武井修治(監)．若年性特発性関節炎 トシリズマブ治療の理論と実際2009．東京：メディカルレビュー社；2009．p.17-23.

第2章

症例報告

1 経過良好(症例1)

水田 麻雄

CAN投与開始後，
速やかにPSLを減量でき，
CANのみで寛解を維持できている症例

- 女児
- sJIA発症年齢3歳
- CAN投与開始時年齢9歳
- 第Ⅲ相臨床試験参加

経過

3歳時，4月に発疹を伴う弛張熱，足関節痛が出現し，6月にsJIAと診断された。経口PSLやMTXで治療されたが，頻回に関節炎の再燃があり，12月にTCZを開始した。しかしながらその後も関節炎の再燃を繰り返し，CyA(保険適用外)，TAC(保険適用外)などの併用を試みられたが，病勢のコントロールが困難であり，PSLの長期投与を余儀なくされ，成長障害も著明であった。

カナキヌマブ開始後経過

9歳時，5月にCANを開始した(4mg/kg/回，4週ごと，皮下注)(**図1**)。開始時，MTX(9mg/週)とPSL(9mg/日)を併用していた。CAN開始後，速やかに関節炎は改善し，7月よりPSLの減量を開始し，翌年の6月，CAN開始13ヵ月後にPSLを中止できた。CAN開始後は一度も再燃なく翌々年の8月(CAN開始27ヵ月後)にMTXを中止し，以後CANのみ(4mg/kg/回，4週ごと，皮下注)で寛解を維持している。CAN投与前までは約2cm/年の身長増加率であったが，CAN投与開始後は約10cm/年に改善した(**図2**)。

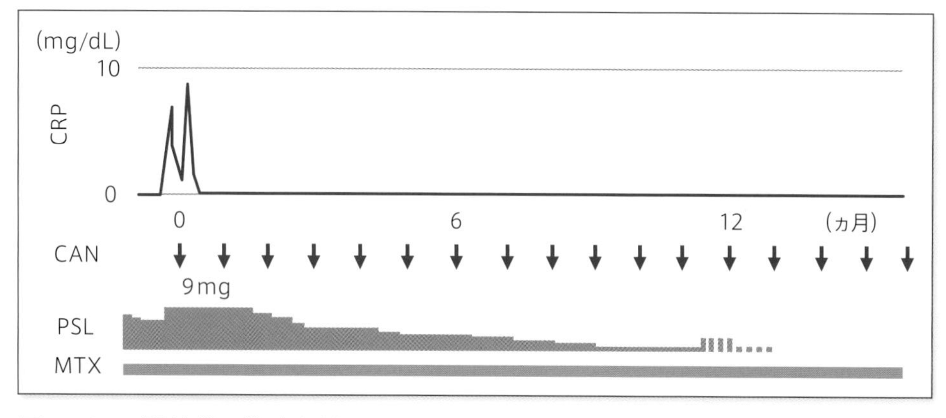

図1 CAN開始後の治療経過

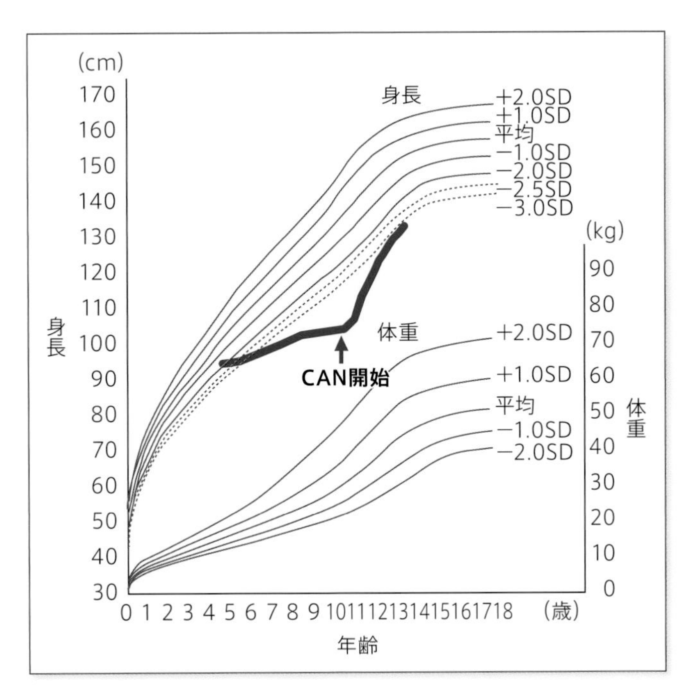

図2 CAN開始後の身長の変化(成長曲線)

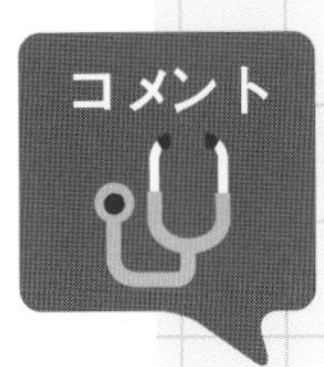

TCZでは寛解を維持できず関節炎を繰り返していたが，CAN投与後の経過は順調で，早期にPSLの減量を開始することができた。CAN開始後約1年でPSLを中止にでき，GCの副作用が減弱したことで身長増加率も改善した。現在はCANのみで寛解を維持できているが，CANの中止に関しては今後の課題である。

編集より

CAN投与により疾患活動性の改善とGCの減量・中止が可能となった症例である。難治性sJIAの多くは高用量のGC投与が必要となり，さまざまなGCの副作用を認める。sJIAの治療目標としては，疾患活動性の改善のみならず，本症例のように成長抑制の改善を含めた，患者のQOL改善を目指すことも重要である。

1 経過良好(症例2)

井上 なつみ

関節炎のコントロール不良で GCの副作用が問題となったが, CAN導入後GCを中止できた症例

- 男児
- sJIA発症年齢9歳
- CAN投与開始時年齢11歳

経過

9歳時に，2週間以上持続する発熱，多関節痛，一過性の紅斑を呈し，sJIAと診断された。mPSLパルス療法，NSAIDsで加療されたが，その後PSLの減量に伴い発熱や関節炎の再燃を反復した。発症7ヵ月後よりMTXとTCZが開始。MTXは嘔気のため内服の継続ができず，TCZが継続されたが，関節炎のコントロールは不良でPSLの減量が困難であった。関節炎は経過を通じて6ヵ所で確認された。発症14ヵ月後には左大腿骨頭壊死を合併し，成長障害とあわせてGCの副作用が問題となった。

カナキヌマブ開始後経過

11歳時にTCZを中止し，CANを導入した(150mg/回，4週ごと，皮下注)(**図1**)。その後関節炎，全身症状ともに再燃なく，CAN開始時点で併用していたPSLは9mg/日から漸減し，8ヵ月後に中止できた。大腿骨頭壊死による疼痛は残存しており，整形外科による局所療法とビスホスホネート製剤の内服で対応している。身長増加率は改善している(**図2**)。

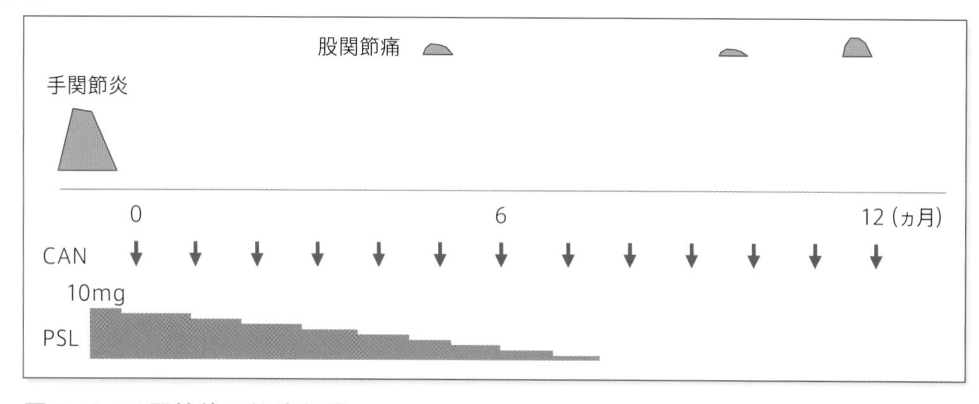

図1 CAN開始後の治療経過

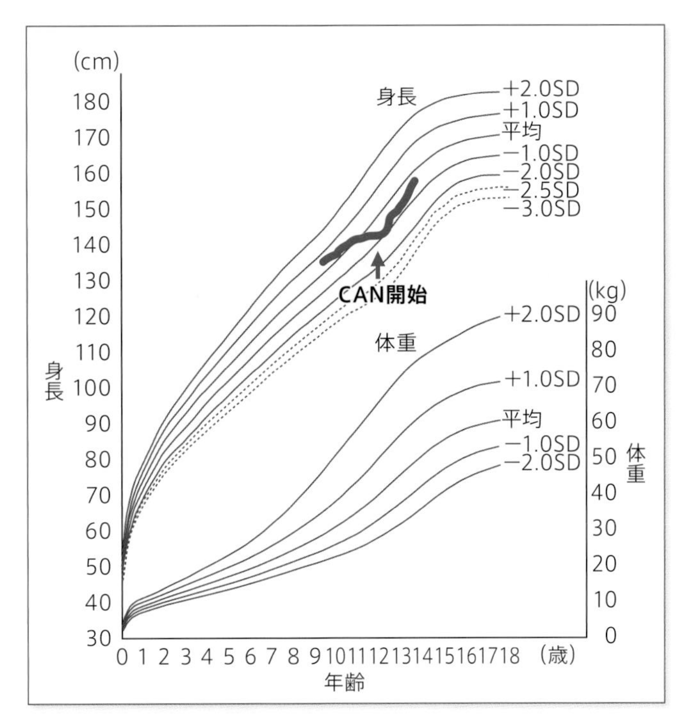

図2 CAN開始後の身長の変化(成長曲線)

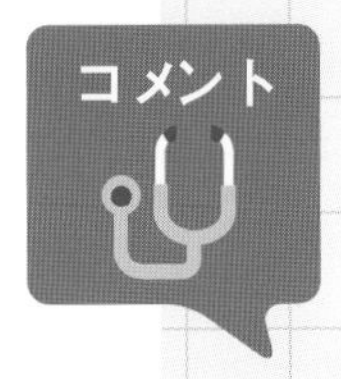

①TCZ，PSLでコントロール困難であった関節炎症状は，TCZをCANに切り替えた後は経過良好でPSLの中止が可能となった。
②GCの副作用と思われる大腿骨頭壊死による疼痛は残存している。本症例のようにTCZ投与下でもGCの減量困難な症例では，早期のCAN導入を検討するべきかもしれない。

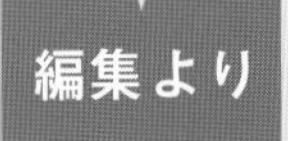

TCZとMTXを併用してもGCの減量が困難であったsJIA症例に対して，CANへの変更が奏効した症例である。TCZ治療開始後も関節症状の残存するsJIA症例に対しては，TCZからCANへのスイッチが有効である可能性を示唆するものであり，今後の症例蓄積が望まれる。

1 経過良好(症例3)

真保 麻実

関節炎での再燃に対しCANが有効で，GCを再開せずに寛解した症例

・男児
・sJIA発症年齢２歳
・関節炎での再燃
・CAN投与開始時年齢４歳

経過

２歳時に弛張熱，リウマトイド疹，左膝関節炎が出現し，sJIAと診断した。MASを合併し，DEX-P(保険適用外)，CyA(保険適用外)により治療を行い，MAS終息後にPSLの減量が困難であったためTCZを導入した(**図1**)。以後は２週間ごとのTCZを継続しつつPSLを漸減された。経過中に左膝関節炎の再燃がありMTX，TAC(保険適用外)の併用で改善し，３歳３ヵ月時からMTX，３歳10ヵ月からPSLを終了してTCZとTACで寛解を維持していた。４歳４ヵ月時に右股関節・大腿部痛，跛行，頸部痛が出現しMMP-3上昇を認め，sJIAによる関節炎での再燃に対してMTX再開，TAC増量としたが，MMP-3はさらに上昇し関節炎のコントロール不良であった。

カナキヌマブ開始後経過

４歳５ヵ月でMTX(５mg/週)とTAC(1.5mg/日)投与下にCANを開始した(４mg/kg/回，４週ごと，皮下注)(**図1**)。CAN開始後速やかに症状は消失し，４週後にはMMP-3は正常化した。その後関節炎の再燃はなく経過し，５歳４ヵ月でTACを漸減中止，現在はCANとMTXのみで寛解を維持し，今後MTXを減量予定である。

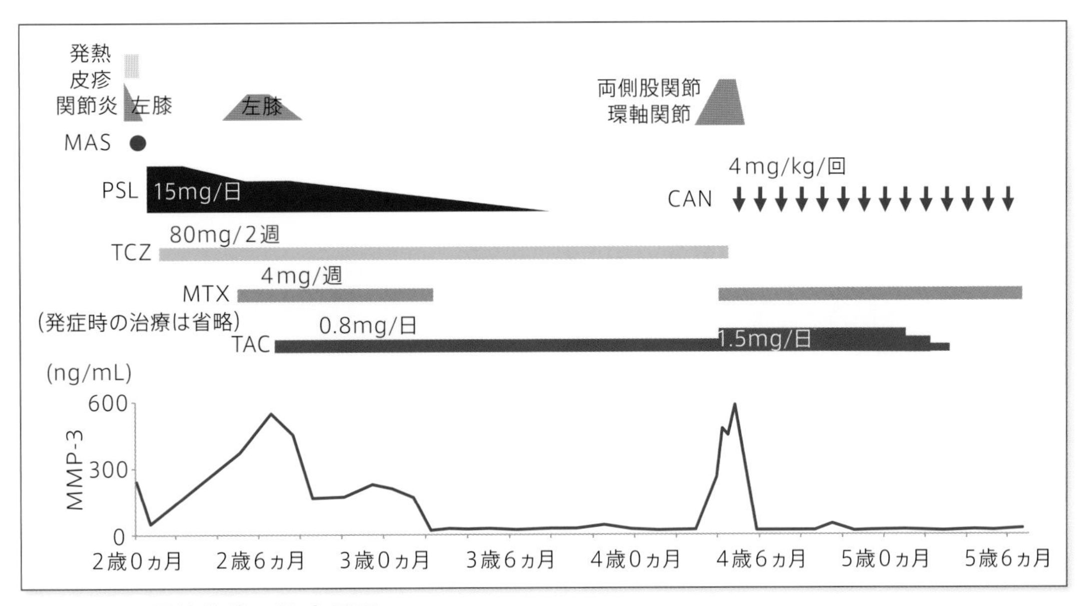

図1　CAN開始前後の治療経過
TACは保険適用外

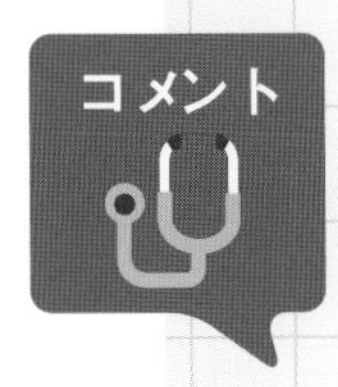

初発時にMASを合併したが，その後は関節炎での再燃が主体の症例である。TCZ投与下に関節炎症状のみで再燃したが，CANへのスイッチで速やかに改善した。MMP-3の高値，関節炎の画像所見に比較して，疼痛症状の訴えは軽度であり，TCZの影響で症状がマスクされている可能性があった。疼痛症状が比較的少なく，GCを中止後1年を経過していたこともあり，副作用を考慮してGC再開の前にCANを導入したところ，そのまま寛解が得られた。TCZ投与中のsJIAの関節炎での再燃に対してもCANが有効となりうることを示す症例と考える。

編集より

TCZ投与下に関節症状のみで再燃したsJIA症例に対し，CANへの変更が奏効した症例である。sJIAの再燃に対する治療の原則はGCの増量であるが，CANへの変更という選択の可能性を示唆する症例である。sJIAの関節病態におけるIL-6とIL-1βの関与には不明な点が多いが，今後の症例蓄積と解析を通じて適切な対応指針が確立されることを期待するものである。

1 経過良好（症例４）

真保 麻実

GCのさまざまな副作用に難渋したが，CAN投与開始後にGCを減量でき，副作用も改善した症例

- 女児
- sJIA発症年齢７歳
- CAN投与開始時年齢８歳
- GC副作用難渋例

経過

7歳時に発熱，紅斑，関節痛からsJIAと診断され，mPSLパルスによる寛解導入後，PSL減量困難のためTCZを導入した（図１）。PSL減量中にMASを発症し，DEX-P（保険適用外），CyA（保険適用外）で加療を行った。しかし，その後の経過中に可逆性後頭葉白質脳症（PRES），可逆性脳血管攣縮症候群（RCVS）を合併したためCyAを中止し，以後も造血障害によりMTXを，RCVS増悪によりTCZをそれぞれ中止した。アバタセプト（ABT）導入によりPSL減量を図ったが，サイトメガロウイルス（CMV）再活性化・帯状疱疹を伴うMASでの再燃をきたし，抗ウイルス薬およびDEX-P，血漿交換，免疫グロブリン静注療法による治療を要した。一時はPSLを45mg/日まで増量し，減量に難渋した。その間に腰椎圧迫骨折を発症し，GCによる抑うつ傾向と併せて長期臥床，廃用症候群による独歩困難，ADL低下をきたした。ほかにGCの副作用として緑内障，糖尿病も合併した。CANが保険適用となったタイミングでCANを導入した（4mg/kg/回，4週ごと，皮下注）。

カナキヌマブ開始後経過

CAN導入時にPSLを16mg/日から順調に減量した（図１）。ヒトヘルペスウイルス（HHV）-7再活性化に伴う肝酵素，フェリチンの一時的な上昇はあるものの，PSLの一時増量で軽快し現在PSL 3.5mg/日まで減量できている。GCの副作用として問題であった緑内障はアセタゾラミド内服，眼圧効果薬点眼のうえで手術を検討されていたが改善傾向となりCAN開始３ヵ月後に内服中止，点眼も減量されている。GCによる糖尿病も軽快しインスリン投与を中止できた。腰椎圧迫骨折後からの長期臥床，ADL低下は著しく，退院時には支援学校へ転校していたが，リハビリテーション介入を継続し，CAN開始４ヵ月で独歩可能となり，約１年後に普通学級に復帰できた。成長障害のみならず圧迫骨折により身長低下もきたしたが，現在は身長増加も得られている（図２）。

mPSLパルス
PSL (mg/日) 20 45 15 3.5
DEX-P
ABT
CAN導入
TCZ
CyA
MTX
→普通学級復帰
HHV-7再活性化
HHV-7再活性化
9歳6ヵ月 10歳 10歳6ヵ月

…可逆性後頭葉白質脳症，RCVS：可逆性脳血管攣縮
…疹ウイルス，HHV：ヒトヘルペスウイルス

+2.0SD
+1.0SD
平均
−1.0SD
−2.0SD
−2.5SD
−3.0SD
体重
+2.0SD
+1.0SD
平均
−1.0SD
−2.0SD
90 (kg) 80 70 60 50 40 30 20 10 0
体重
…5 16 17 18 19 20 (歳)

…CAN開始後の身長および体重の変化(成長曲線)

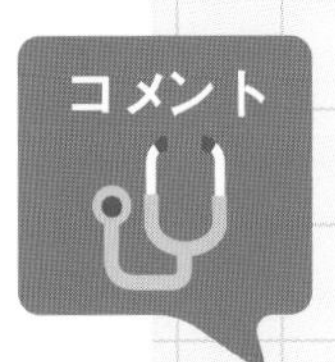

MASを伴う再燃を反復し，CyA，TCZ，MTXは有害事象により使用不可となり，CAN保険適用前であったためABTを選択されたものの，GCの減量困難でさまざまな副作用に難渋した症例である。CAN保険適用によりCANを開始できたことでPSL減量が可能となり，副作用の問題も順次解決した。現在も時折ウイルス感染に伴うフェリチン上昇，IL-18高値を認めており，今後のPSLの減量は慎重に行っていく方針である。

編集より

CAN投与により疾患活動性の改善とGCの減量が可能となった症例である。GCの各種副作用やPRES，ウイルス再活性化など薬剤使用に関連する有害事象がたびたびみられるため，管理に難渋することが予想される。日常生活における感染予防や適切な栄養摂取など全身的な管理とともに，サイトカインなどの各種検査値をモニタリングしながら慎重に経過をみていく必要があると考えられる。

1 経過良好（症例５）

山﨑　晋

TCZ で一時は GC を中止できるまで寛解したものの，その後の再燃に対して CAN が必要となった症例

- 男児
- sJIA 発症年齢３歳
- MAS 合併例
- 再燃後 TCZ での寛解維持困難
- CAN 投与開始時年齢８歳

経過

３歳９ヵ月時に発疹を伴う弛張熱，心嚢液貯留，両膝関節痛が出現し sJIA と診断した。mPSL パルス療法による初期治療中に MAS を合併した。DEX-P（保険適用外）と CyA（保険適用外）により寛解導入し，３歳11ヵ月から TCZ（８mg/kg/ 回，２週ごと）を開始した（**図１**）。寛解維持療法として TCZ と MTX，PSL を開始後，順調に経過し５歳４ヵ月に PSL を漸減中止できたが，翌月に溶連菌感染症を契機に再燃した。PSL を再開したが，以後，発熱と肩・膝関節痛を伴う再燃を繰り返し，TAC（保険適用外）の併用を試みたが微熱と関節症状が残存し，PSL の減量が困難となった。

カナキヌマブ開始後経過

８歳０ヵ月に CAN を開始した（４mg/kg/ 回，４週ごと，皮下注）（**図１**）。開始時，MTX（10mg/m^2/ 週），TAC（1.5mg/ 日），PSL（12mg/ 日 = 0.5mg/kg/ 日）を併用していた。CAN 開始後，微熱と関節症状は速やかに改善した。CAN 開始９ヵ月後に胃腸炎に伴い病勢が一時的に再燃したため，漸減中であった PSL を６mg/ 日から12mg/ 日に増量したところすぐに鎮静化された。その後は再燃なく経過し，９歳７ヵ月に MTX を中止，10歳０ヵ月に PSL を中止し，以後 CAN（４mg/kg/ 回，４週ごと）と TAC（1.5mg/ 日）で寛解を維持している。経過中，他の自己炎症性疾患を疑い自己炎症性疾患遺伝子パネルの検査を行ったが変異はなく，また，TCZ の二次無効を疑い血清中抗 MRA 抗体，MRA 特異的 IgE 抗体の検査（市販後調査）を行ったがいずれも未検出であった。

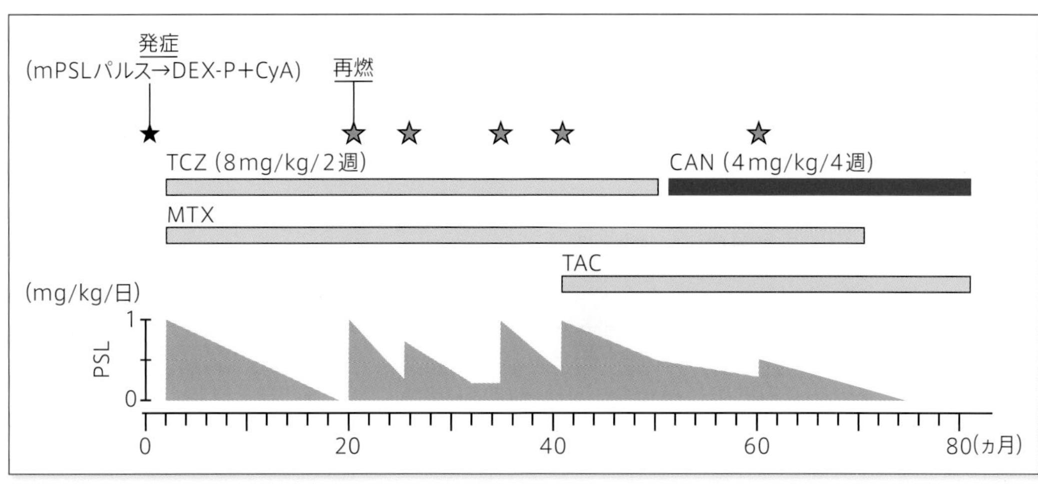

図1 CAN開始前後の治療経過
DEX-P，CyA，TACは保険適用外

一時はTCZ投与下でPSLを中止できるまで寛解維持できていたが，再燃後にTCZでは制御できない状態となった症例である。遺伝子検査や抗MRA抗体検査の結果で，他の炎症性疾患やTCZの二次無効の可能性が否定された。再燃後にTCZでは治療不可能となったが，CANにより寛解維持が達成できた。二次無効以外の理由でも，長期経過中や再燃後に病勢が強くなりTCZが効かなくなる症例があることを示している。

編集より

CAN投与により疾患活動性を抑え内服薬の減量が可能となった症例である。最初にTCZを導入し寛解に至った後，再燃する場合がある。その際には静注GCの使用や一時的な内服薬の調整で病勢コントロールが可能となる場合もあるが，一方で炎症病態が残存する場合もある。そのようなときには，感染症対策などの生活指導を十分行ったうえで，CANへの切り替えの準備を早めに検討しておく必要がある。

1 経過良好(症例6)

山﨑　晋

TCZ投与中，再燃の度にMASと重度の肝機能障害を合併し，CANへの変更が必要となった症例

- 男児
- sJIA発症年齢7歳
- 再燃の度に重度の肝機能障害とMASを合併
- PSLの副作用として尿路結石症を合併し，より早く減量が必要となった
- CAN投与開始時年齢9歳

経過

7歳0ヵ月時に紅斑を伴う弛張熱，重度の肝機能障害を主症状としたsJIA(初発時は関節炎を伴わず急性肝障害と診断されたが，後方視的にsJIAとMASと診断)を発症した。mPSLパルス療法による寛解導入後に，PSLによる後療法を開始し漸減した(**図1**)。8歳3ヵ月時(PSL 0.1mg/kg/日投与下)に関節炎を伴う再燃①を認め，sJIAと確定診断しmPSLパルス療法により寛解導入し，TCZを開始した。TCZ併用下でPSLの漸減を試みたが8歳6ヵ月時(PSL 0.8mg/kg/日投与下)に再燃②を認め，MASの合併に加え，PSLの副作用と考えられる尿路結石による急性腹症と肉眼的血尿も併発した。mPSLパルス療法で鎮静化後，早期にPSLの減量を試みたが，9歳1ヵ月時(PSL 0.2mg/kg/日投与下)に再燃③を認め，再燃の度に重度の肝機能障害を合併した。PSLの可及的速やかな減量が望まれる症例であったが，減量は困難であった。

カナキヌマブ開始後経過

再燃③をPSLの増量(1mg/kg/日)で鎮静化させた後，9歳3ヵ月時にCANを開始した(4mg/kg/回，4週ごと，皮下注)(**図1**)。開始時，PSL(0.6mg/kg/日)を併用していた。CANの開始2ヵ月後に倦怠感を認めたため一時的なPSLの再増量(0.8mg/kg/日)を要したが，以後は順調にPSLの漸減が進み，11歳2ヵ月にPSLを中止した。11歳7ヵ月時点では，sJIAに対してCAN(150mg/回，4週ごと)のみの投与下で寛解維持を達成している。

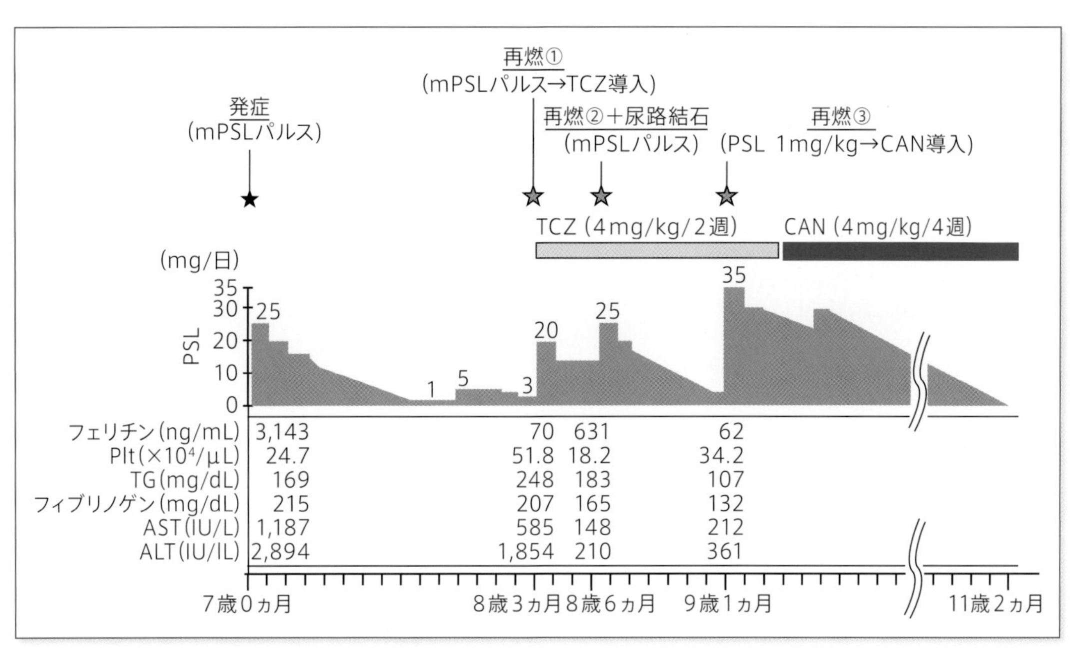

図1 CAN投与前後のMASの治療経過

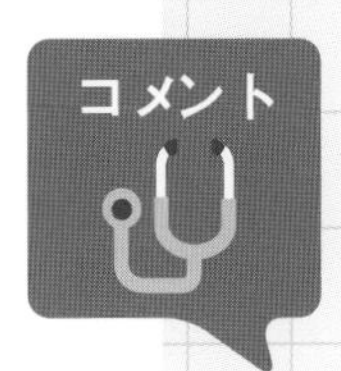

初発時や再燃時にMASと重度の肝機能障害を合併した症例である。TCZとPSLに加えMTXの追加も考慮したが，肝機能障害が強く，MTXの併用は躊躇された。何回再燃したらCANへ変更するという基準はないが，本症例のようにPSLの副作用(尿路結石)が出現しているにもかかわらずTCZではPSLの減量が困難な場合は，早期にCANへの変更も考慮してもよいかもしれない。

編集より

CAN投与により疾患活動性を抑えGCの減量中止が可能となった例である。最初の生物学的製剤としてTCZを開始後もGCを減量できない例も存在する。繰り返し再燃する場合や，GCの副作用が顕在化しやすい場合に，CANへ変更することを早めに検討しておく必要がある。

1 経過良好(症例7)

阿久津裕子

TCZ投与後にMASを合併したが，CAN投与開始後は寛解維持を継続している症例

- 男児
- sJIA発症年齢1歳9ヵ月
- TCZ投与後にMASを合併
- CAN投与開始時年齢1歳11ヵ月

経過

1歳9ヵ月に発熱と，皮疹で発症し，前医でウイルス関連血球貪食症候群を疑われGCを全身投与された。その後解熱したが，GCの減量に伴い再発熱と皮疹の増強があり，発症から2週後に当院紹介となった。

当院入院後，サイトカインプロファイルの結果も合わせてsJIAと診断した。mPSLパルス療法2クールと後療法PSL 2mg/kg/日投与を行うも，mPSLパルス療法後すぐに再発熱を繰り返しGCの減量が困難だった(**図1**)。発症後4週の時点でTCZ投与を行ったところ，3日後から発熱と血球減少，炎症反応高値を認めMASと診断した。その後CyA(保険適用外)，DEX-P(保険適用外)，エトポシド(保険適用外)で治療しMASを離脱した。その後も炎症反応の軽度陽性を繰り返し，依然GCの減量が困難であった。生物学的製剤の併用が望ましいと考えたが，TCZ投与再開によりMAS再燃の判断が困難となるリスクを考慮し，sJIA発症から約8週の時点でCAN投与を行った。

カナキヌマブ開始後経過

1歳11ヵ月時にCANの投与を開始した(4mg/kg/回，8週ごと，皮下注)(**図1**)。その後はGCの減量が可能となり，寛解維持に寄与している。サイトカインプロファイルの再検でも大幅な改善を認めた(**表1**)。現在までウイルス感染による発熱を契機に皮疹や炎症反応高値の遷延を伴うことがあるが，一時的なGC量調整などで改善を得ることが可能であり，MAS再燃もなく経過している。

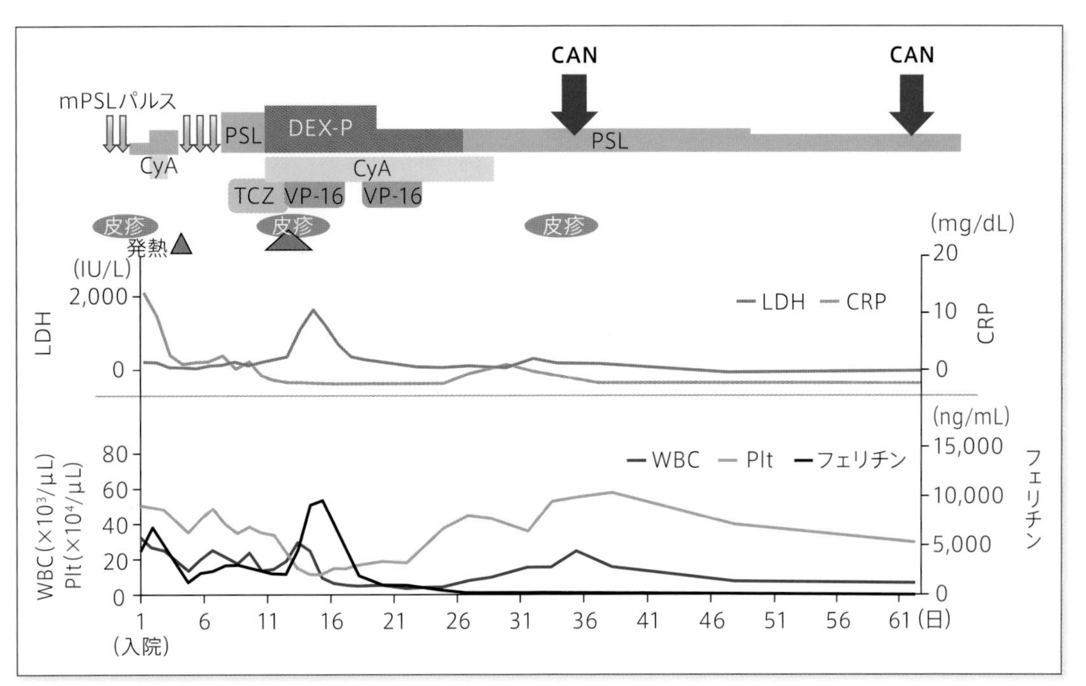

図1　CAN開始前後の治療経過
CyA，DEX-P，VP-16は保険適用外
VP-16：エトポシド

表1　CAN導入前後のサイトカインプロファイル

	当院入院時	CAN導入前	CAN導入後1ヵ月
ネオプテリン(nmol/L)	12.8	22	11
IL-18(pg/mL)	43,000	340,000	48,000
IL-6(pg/mL)	88	12	<3
可溶性TNF受容体I(pg/mL)	3,090	1,470	1,080
可溶性TNF受容体II(pg/mL)	5,850	9,300	2,200

疾患活動性が高くGCでコントロールが困難な症例であり，生物学的製剤の併用が望ましいと考えた。TCZ投与下のMASの報告は本邦における市販後調査を含む検討で6.4/100人年と報告されており[1]，臨床徴候がマスクされ診断が困難となる危険性などが指摘されている[2]。本症例では重篤なMASの経過をたどったことから，MAS再燃時のリスクを回避するためCAN投与を選択した。CANは他の生物学的製剤からのスイッチにおいても有効性が示されており[3]，TCZ投与下で安全性確保が困難であることが想定される症例では，投与を検討する余地がある。ただしCAN投与下でのMAS合併例の報告もあるため[3]，引き続き注意を要する。

編集より

TCZ投与を行うも直後からMASを発症した症例である。しかしながら，TCZ開始時のフェリチンが高値で，投与直前に発熱を認めるなど，疾患活動性が残存していた可能性が高い。幸い適切な治療でMASを脱した。その後，TCZの再導入という選択もあったが，CANを選択して寛解が持続している。TCZとCANのどちらを選択するかは，患者の状況に応じて患者や家族とのshared decision makingで決めてもよいと考えられる症例である。また，sJIAへの生物学的製剤の導入に際しては，急性期の炎症を可能な限り鎮静化してから導入することが望ましい。また，生物学的製剤使用下のMASについては，非使用時と比較して症状や検査値が修飾される点に注意すべきである。

文献

1）Yokota S, Itoh Y, Morio T, et al. Tocilizumab in systemic juvenile idiopathic arthritis in a real-world clinical setting : results from 1 year of postmarketing surveillance follow-up of 417 patients in Japan. Ann Rheum Dis. 2016 ; **75** : 1654-60.

2）清水正樹，中岸保夫，笠井和子，他．Tocilizumab治療中の全身型若年性特発性関節炎に合併したマクロファージ活性化症候群におけるサイトカインプロファイルの有用性．小児リウマチ. 2012 ; **3** : 58-62.

3）Ruperto N, Brunner HI, Quartier P, et al ; PRINTO ; PRCSG. Two randomized trials of canakinumab in systemic juvenile idiopathic arthritis. N Engl J Med. 2012 ; **367** : 2396-406.

MEMO

1 経過良好(症例8)

梅林 宏明

CAN投与開始後，比較的速やかにGCを減量・中止できた症例

- 女児
- sJIA発症年齢1歳
- CAN投与開始時年齢2歳
- 第Ⅲ相臨床試験参加

経過

1歳7ヵ月時に発熱，一過性の紅斑が出現。その後に下肢の痛みが現れ前医に入院。造影MRI上，股関節と膝関節に滑膜炎と関節液貯留が認められ，心エコーでは軽度の心嚢液貯留も認められた。精査のうえにsJIAと診断された。イブプロフェン(保険適用外)内服が開始された後，治療の継続を目的に当院へ転院となった。炎症所見の残存を認め，1歳8ヵ月時にmPSLパルス療法を3コース施行。症状や炎症反応は完全に鎮静化した。後療法としてPSL内服(12mg＝1mg/kg/日)を開始し(**図1**)，イブプロフェンは併用した。その後，PSL減量に伴い発熱や関節炎が再燃し(PSL治療開始4ヵ月後)，PSLを増量するも十分な効果は得られず生物学的製剤の適応と考えられた。

カナキヌマブ開始後経過

GCで治療開始後5ヵ月を経過したところでCANを開始した(4mg/kg/回，4週ごと，皮下注)(**図1**)。CAN開始時，PSL 9mg(＝0.8mg/kg)/日とイブプロフェンを併用していた。投与翌日には発熱はみられなくなった。関節所見も2回目投与までには消失した。当初は軽度な注射部位反応がみられていたが，以降，再燃や重篤な有害事象を呈することなく，PSLを漸減した。血清のIL-6はCAN開始後速やかに低下し，IL-18は長期間をかけて低下していった。PSLはCAN開始後10ヵ月で中止することができた。

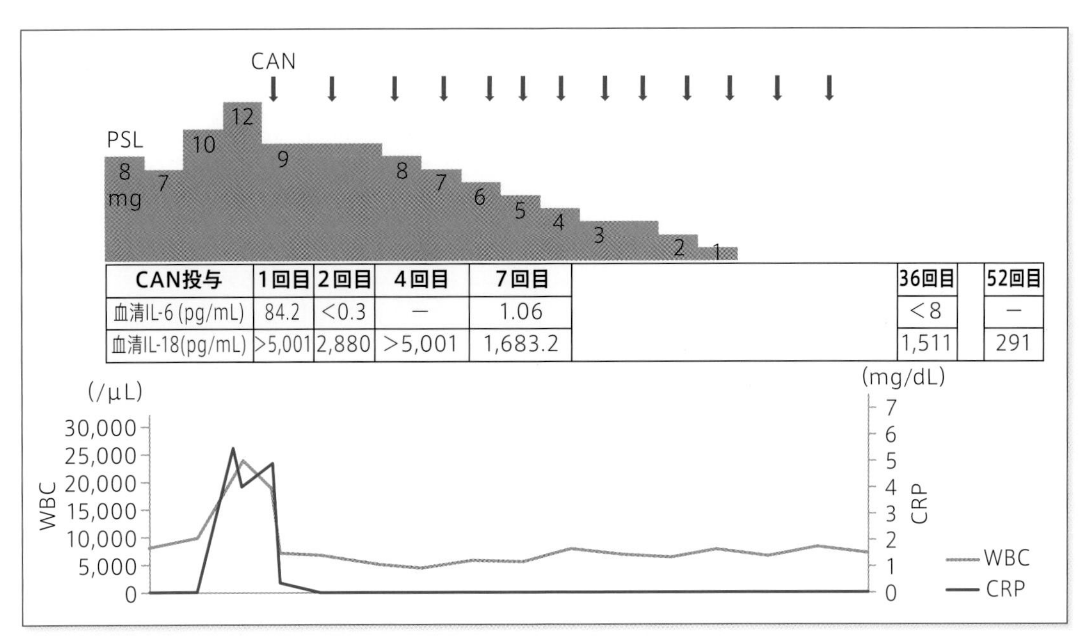

CAN投与	1回目	2回目	4回目	7回目		36回目		52回目
血清IL-6 (pg/mL)	84.2	<0.3	―	1.06		<8		―
血清IL-18(pg/mL)	>5,001	2,880	>5,001	1,683.2		1,511		291

図1　CAN開始前後の治療経過と検査値の推移

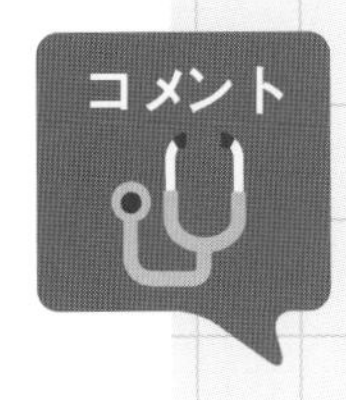

発症後6ヵ月，GCの治療開始後5ヵ月時点で，GC抵抗性の難治例に対する最初の生物学的製剤としてCANを開始した。CAN導入までにMASの合併はみられなかった。CAN開始後10ヵ月でGCの内服を中止することが可能となり，CANの定期的投与(4mg/kg/回，約4週ごと)のみで寛解を維持した。身体成長も問題なく，血清IL-18値も低値であり，CAN使用4年3ヵ月で休薬とした。GC抵抗性のsJIAに対して，国内外の治験においてCANの有効性が示されている[1)2)]。GCの減量が困難な例に対して，生物学的製剤の使用を早めに検討しておくことが必要と考えられる。

編集より

治験例でありPSL減量中の再燃にCAN導入が予定されており，再発後速やかにCANを導入し寛解を得た。さらに発熱とCRPの誘導因子でもあるIL-6は，CAN投与後に速やかに感度以下になった。これはCAN有効例でよくみられるIL-6の変化の推移である。一方，IL-18はいったん上昇し緩徐に低下しており，これもよく経験される。IL-18はPSL減量の参考になるが，CAN使用下ではTCZと異なりCRPやIL-6も参考になる。再燃時PSLは7mg/日であり，この量では身長が伸びず肥満も問題となるため，生物学的製剤の導入は適切な判断である。最終的にCANを休薬しえたが，今後の注意深い経過観察が必要である。

文献

1) Nishimura K, Hara R, Umebayashi H, et al. Efficacy and safety of canakinumab in systemic juvenile idiopathic arthritis : 48-week results from an open-label phase III study in Japanese patients. Mod Rheumatol. 2021 ; **31** : 226-34.
2) Ruperto N, Brunner HI, Quartier P, et al. Two randomized trials of canakinumab in systemic juvenile idiopathic arthritis. N Engl J Med. 2012 ; **367** : 2396-406.

1 経過良好(症例9)

八代 将登

CAN投与開始後，
関節病変の著明な改善を認めた症例

- 女児
- sJIA発症年齢2歳
- 病型：疾患活動性持続型(全身発症型関節炎)[1)]
- CAN投与開始時年齢4歳

経過

2歳9ヵ月時，9月に発疹を伴う弛張熱と全身の紅斑が出現し，10月に関節炎が出現しsJIAと診断された。GC療法(mPSLパルス療法3クールおよびPSL)を行うも弛張熱が再燃したため，11月にTCZを開始した(図1)。以降解熱し関節炎と皮疹も軽快したが，PSL減量中に関節炎が再燃したためMTXを開始した。関節炎は改善傾向を認めたが，その後再度増悪し，著明な股関節可動制限および環軸椎回旋位固定が出現した。MMP-3は高値で持続していた。CyA(保険適用外)の併用やTCZ増量などを試みたがいずれも効果は限定的であり病勢コントロールは困難であった。TCZ投与中のCRPは常に検出感度以下(<0.02mg/dL)であったが，FDP/D-dimerはMMP-3に併せて変動を認めた。IL-6，IL-18の上昇を認めていたが，TNF-αの上昇は認めなかった(IL-6 766pg/mL，IL-18>5,000pg/mL，TNF-α 0.49pg/mL)。

カナキヌマブ開始後経過

4歳8ヵ月時，CANを開始した(4mg/kg/回，4週ごと，皮下注)(図1)。開始時は，MTX(7mg/週)とPSL(4mg/日)を併用していた。CAN開始前には両側股関節は屈曲開排位で固定されており車椅子での生活であったが，CAN開始後に関節痛は速やかに改善し，開始2週後よりつかまり立ちが可能になった。開始1ヵ月後よりPSLの減量を開始した。治療開始3ヵ月後にMTXの減量(4mg/週)を行った。治療から9ヵ月経過した現在は頸部可動制限はなく，右股関節に軽度可動制限を認めるのみで歩行や小走りも可能である。身長の成長率は，入院時からCAN開始前までは0.17cm/月(－1.7SD→－3.7SD)であったが，CAN開始以降は0.48cm/月(－3.7SD→－3.6SD)に改善を認めた。PSLは順調に減量できており今後もさらなる改善が期待される。

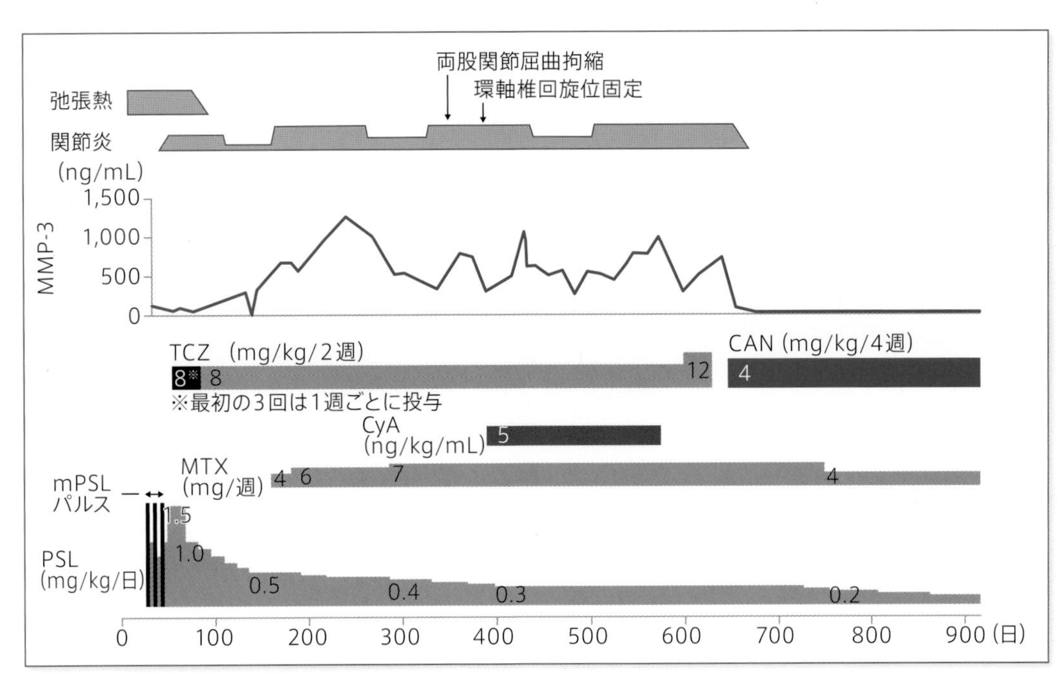

図1 CAN開始前後の治療経過
CyAは保険適用外

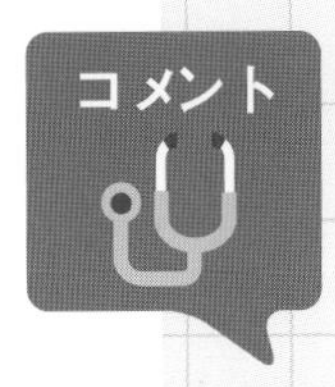

TCZで解熱が維持でき，フェリチンやその他の炎症マーカーは陰転化したものの，PSL減量中に関節炎のみが増悪した症例である。CAN開始以降，関節炎は速やかに改善し寛解を達成した。頸部や股関節の可動制限も軽快し児のQOLは改善した。TCZ中止後も発熱や皮疹の再燃は認めていない。CANは発熱や皮疹などの全身炎症を呈するsJIAには有効であるが[1]，関節炎のみが持続する全身発症型関節炎に対しては報告がない。本症例（全身発症型関節炎）ではCANが著効したことから，他の生物学的製剤で関節炎のみ持続する場合はCANへのスイッチも検討するべきと考える。

編集より

sJIAの病型のなかで最も治療抵抗性で予後不良な全身発症型関節炎の症例である。この病型は，しばしばTCZに治療抵抗性で，大関節（股関節が多い）の破壊が数年の経過で潜在的に進行する。TCZ無効例へのCANは本症例のように有効であることもあり，PSLの減量困難や重篤な副作用例，日常生活動作の低下例，MMP-3高値が持続する例[注)]などに積極的に考慮する価値がある。一方，TCZもCANも無効な患者が稀に存在し，新たな治療が求められている。

注）GCはMMP-3を上昇させるためにその影響も考慮して判断する。

文献

1）Ter Haar NM, van Dijkhuizen EHP, Swart JF, et al. Treatment to Target Using Recombinant Interleukin-1 Receptor Antagonist as First-Line Monotherapy in New-Onset Systemic Juvenile Idiopathic Arthritis : Results From a Five-Year Follow-Up Study. Arthritis Rheumatol. 2019 ; **71** : 1163-73.

1 経過良好(症例10)

秋岡 親司

MASに対する血漿交換および mPSLパルス療法に続き CANを投与し，寛解が得られた1例

- 女児
- sJIA発症年齢7歳
- GC反応不良
- MASの合併
- CAN投与開始時年齢7歳
- CAN単剤による寛解維持

経過

キャンプの帰りに下肢の紅斑に気づいた。2日後から発熱，紅斑は全身に拡大，膝と股関節の痛みを伴い6日目に受診した。白血球増多，CRP高値，高フェリチン血症などから強い炎症状態にあると考え，GCとCyA(保険適用外)を投与したが解熱しなかった。抗菌薬不応，検査所見から感染症は否定された。部分的にGCに反応したため，TNF受容体関連周期熱症候群を想定しエタネルセプトを投与したところ，MASをきたした。MAS合併sJIAと診断，血漿交換およびmPSLパルス療法では十分には解熱せず，mPSLパルス療法後3日目からCANを開始した(4mg/kg/回，4週ごと，皮下注)(**図1**)。

カナキヌマブ開始後経過

CAN開始により速やかに解熱，皮疹や関節痛も消失した。MASの再燃はなかった。CAN開始後1週間でCRPは陰性化，GCの減量を開始した。フェリチンは1ヵ月後に正常化した(**図1**)。GCは1～2週間ごとに約2割ずつ減量し，CAN開始後8ヵ月で中止した。CyAはCAN開始1年後に中止した。CAN投与中に感冒罹患し数日間の発熱を認めるも，sJIAの再発はなく，感冒も軽快した。現在，CAN単剤治療で約8ヵ月間寛解を維持している。現在まで明らかな有害事象は認めない。

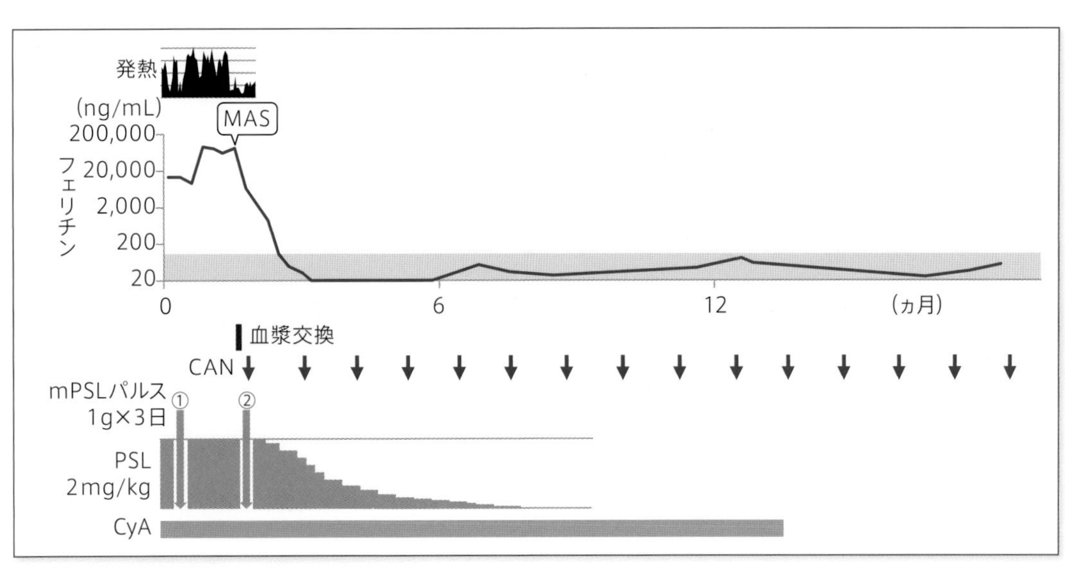

図1 CAN開始前後の治療経過
CyAは保険適用外

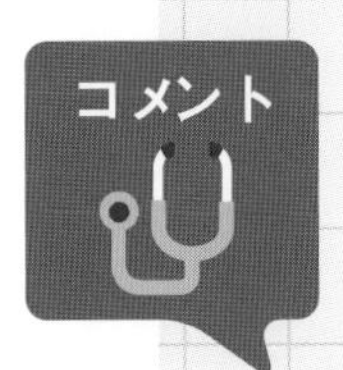

高用量GCとCyAで解熱しなかったsJIAに有効であった。難治例の寛解導入に使用でき，早期のGC減量・中止と免疫抑制薬の中止が可能，関節炎を含め深い寛解が単剤治療で得られる薬剤である。MAS発症後にも安全に投与可能で，MASの再燃予防に寄与する可能性がある。約2年間の投与で明らかな有害事象はなく，短期間の安全性は高い。導入時期や具体的な適応基準などのエビデンス構築が課題である。

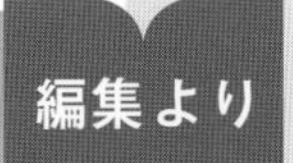

本症例は，CyAを併用しつつ，血漿交換とmPSLパルス療法を組み合わせて投与したにもかかわらず，解熱が得られなかった難治例であった。CAN投与後は，速やかにMASおよび疾患活動性の鎮静化が得られておりMASの再燃や関節炎の残存もない。GCも1年以内に中止できていることから，早期の疾患活動性コントロールは自然歴にもよい影響を与えうる可能性が示唆される(window of opportunity)。

1 経過良好（症例11）

安村 純子

CAN 投与開始後，
PSL および CyA が中止でき，
CAN のみで寛解を維持できている症例

・男児
・sJIA 発症年齢３歳
・CAN 投与開始時年齢５歳

経過

３歳３ヵ月時，弛張熱と足関節痛で発症し，翌月にsJIAと診断された。mPSLパルス療法３コース後も寛解せず，PSL内服にCyA（保険適用外）内服を併用後，寛解した。しかし，３歳７ヵ月時に再燃し，mPSLパルス療法後にTCZを導入した。その後，PSLは順調に減量できていた。４歳10ヵ月ごろより足関節痛を訴えるようになり，同時に発熱やCRP上昇を伴わない原因不明の皮疹が続くようになった。５歳０ヵ月時に血清MMP-3値の上昇を認めたため，sJIAによる関節炎と診断した。

カナキヌマブ開始後経過

５歳１ヵ月時にTCZからCANにスイッチした（４mg/kg/回，４週ごと，皮下注）（図１）。CAN開始後，速やかに皮疹は消失した。関節痛は徐々に消失し，治療開始２ヵ月後に血清MMP-3は陰性化した。CAN開始時，CyA（80mg/日）とPSL（２mg/日）を併用していたが，CyAは，CAN開始２ヵ月後から減量を開始し，９ヵ月後に中止した。PSLは，CAN開始４ヵ月後から減量を開始し，５ヵ月後に中止した。以後，CAN（4.6mg/kg/回，４週ごと，皮下注）のみで寛解を維持している。

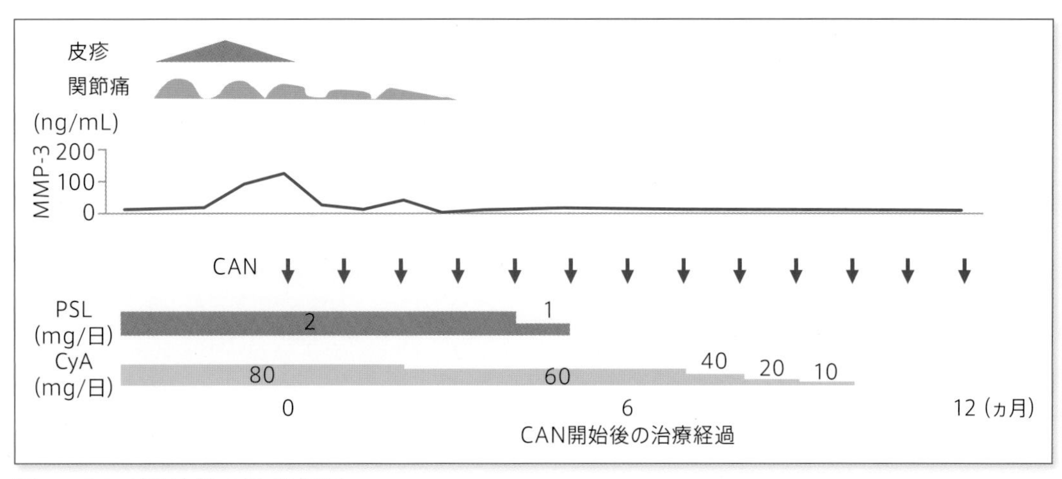

図1 CAN開始後の治療経過
CyAは保険適用外

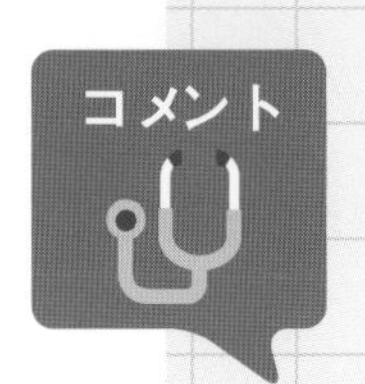

TCZにCyAを併用しているにもかかわらず，関節炎と皮疹を認めたが，TCZからCANにスイッチすることで，関節炎と皮疹は消失し，PSLおよびCyAを中止できた。経過は順調であるが，CANの中止に関しては今後の課題である。

編集より

本症例は，TCZとCyA投与により全身性炎症は落ち着いているものの，関節炎と皮疹が残存していた症例である。IL-1/18の活性化により上昇したIL-6やIL-17がsJIAの慢性関節炎に関与する可能性が報告されているが，このような病態にもCANが有効である点は大変興味深く，症例蓄積が待たれるところである。

1 経過良好(症例12)

山﨑 雄一

CAN投与開始後，速やかに寛解し，PSLおよびCANを中止後も寛解を維持している症例

- 男性
- sJIA発症年齢2歳
- CAN投与開始時年齢19歳
- CAN中止後寛解維持
- 第Ⅲ相臨床試験参加

経過

2歳時，発熱・発疹・手足の関節炎からsJIAと診断された。mPSLパルス療法およびPSLで治療したが，PSL減量に伴い再燃を繰り返したためMTXやCyA(保険適用外)，シクロホスファミド(保険適用外)も使用したが，PSL 0.5mg/kg/日から減量ができず8歳時にTCZを開始した。その後は再燃なく経過したためPSLを減量し，13歳時にPSLを，16歳時にTCZを終了した。19歳時(TCZ中止後42ヵ月目)，発熱と股関節・手指・肩の関節炎からsJIA再発と判断しmPSLパルス療法を行うも炎症反応が持続した。

カナキヌマブ開始後経過

19歳時，第Ⅲ相臨床試験(治験)に参加しCANを開始した(4mg/kg/回，4週ごと，皮下注)(**表1，図1**)。CAN開始時，PSL 0.5mg/kg/日を併用していた。CAN開始後は速やかに解熱し，症状・炎症反応も消失した。CAN開始後は再燃なく経過し，CAN開始後31ヵ月目でPSL 0.2mg/kg/日からの漸減を開始，39ヵ月目でPSLを中止し，45ヵ月目にCANも中止した。CAN中止後12ヵ月が経過したが再発を認めず，治療中止寛解を維持している。

表1　CAN導入後CRP・IL-18経過表

CAN 導入後月数	0ヵ月 CAN導入	1ヵ月	24ヵ月	45ヵ月 CAN終了	50ヵ月
CRP(mg/dL)	9.08	<0.02	<0.02	<0.02	<0.02
IL-18(pg/mL)	137,000	34,000	1,465	720	715

	−14日	0日	14日	29日	57日
Max体温(℃)	37.0	38.2	36.7	36.6	36.6
WBC(/μL)	24,380	22,360	11,580	12,010	11,350
CRP(mg/dL)	1.97	9.08	0.14	<0.02	<0.02
フェリチン(ng/mL)	3,470	1,912	202	54.8	31

mPSLパルス　3クール目
PSL(mg/日)　40　30　20
CAN(4mg/kg/回)

図1　CAN導入前後の治療経過
0日：CAN初回導入日

CAN投与後の経過は順調であった。CAN投与前のIL-18は137,000pg/mLと高値であり，IL-18が1,000pg/mL程度まで低下したことを確認後にPSL維持量からの漸減を開始したためPSL中止まで時間を要した。治療薬調整にIL-18をどのように活用するかは今後の課題である。TCZ中止後42ヵ月目で再発していることを念頭に，CAN中止後12ヵ月現在もフォロー継続中である。

編集より

TCZ中止から3年以上経って再燃した症例にCANを投与し，再度寛解導入および無治療寛解が得られた症例である。CAN開始から2年以上の低疾患活動性ならびにIL-18の低下を確認した後に，PSLの減量およびCAN中止が試みられた。CAN中止の基準や方法に関してはまだコンセンサスが得られたものはないが，CAN中止の可能性と，それが可能な条件が示唆されており，今後の症例蓄積が待たれる。さらに19歳という年齢を考えれば，4週に1度の受診間隔がQOL改善にもつながったと考える。

1 経過良好（症例13）

楢﨑 秀彦

CAN 投与開始後，一度再燃が疑われたが速やかに落ち着き寛解を維持できている症例

- 女児
- sJIA 発症年齢２歳
- 再燃６回
- CAN 投与開始時年齢11歳

経過

２歳時，他院より不全型川崎病（２回の免疫グロブリン静注療法不応）として，当科へ紹介。胸痛・右膝関節痛を訴え，心臓超音波検査にて，冠動脈合併症は認めないものの心囊液貯留を認めた。単回 mPSL パルス療法に反応せず，インフリキシマブ（５mg/kg）を投与した。その後も関節症状の増悪とフェリチン値の上昇（3,880ng/mL）を認め，sJIA と診断された。追加 mPSL パルス療法と PSL ２mg/kg/ 日により全身状態は改善（**図１**）。その後，無治療期間があったが，７歳，９歳時に発熱・胸痛・心囊液貯留で再発・再燃し，９歳再燃時に TCZ を導入した。１年後に再燃したため TCZ を中止し，PSL ＋アザチオプリン（AZA）＋ TAC（保険適用外）に治療変更。11歳時に再燃が２回みられたため，CAN 導入となった。

カナキヌマブ開始後経過

CAN 開始時（４mg/kg/ 回，４週ごと，皮下注），PSL 0.25mg/kg ＋ AZA 150mg ＋ TAC ３mg を併用していたが，２ヵ月で PSL 0.08mg/kg, AZA 100mg に減量が可能になった。４回目の投与から２週経過したところで，胸痛，CRP の軽度上昇を認め，再燃を疑われたが，一時的な PSL の増量（0.25mg/kg）のみで，速やかに改善した（**図１**）。その後は，１ヵ月ごとに PSL 10％減量で再燃なく経過している。

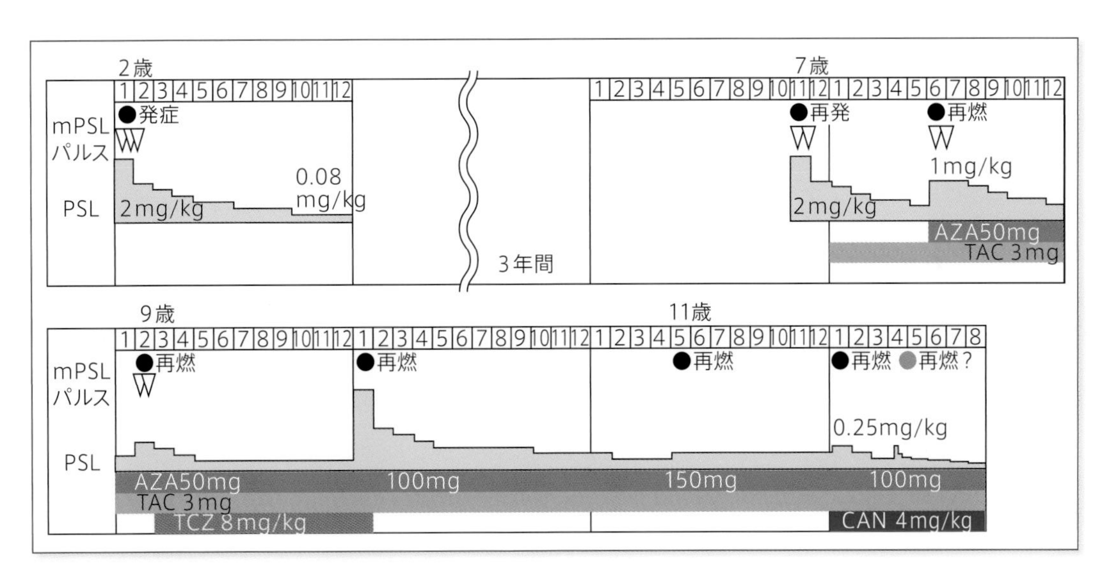

図1 CAN開始前後の治療経過
TACは保険適用外

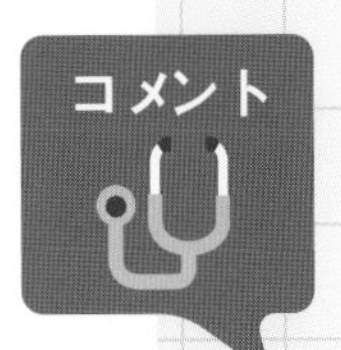

発症時，不全型川崎病との鑑別が困難であった症例である。その後も発熱・胸痛を主訴とし，再発・再燃を繰り返し，その都度mPSLパルス療法やPSLの増量が必要であったが，CAN導入後，PSL，AZAのスムーズな減量が可能となっている。今後，PSL，AZA，TACの中止をめざしていく。

編集より

GCのみで長期間の無治療寛解を達成したにもかかわらずその後再燃を繰り返し，TCZやGC＋AZA＋TACの多剤併用療法でも再燃している。CAN開始後にようやく各種薬剤の減量が可能となっており，初発時と再燃時の病態の違いを考えるうえでも貴重な症例である。

1 経過良好(症例14)

河邉 慎司

CAN投与開始後，
CyA，PSLが中止可能となり，
CANのみで寛解を維持できている症例

・女児
・sJIA発症年齢1歳
・CAN投与開始時年齢2歳

経過

1歳時，発疹を伴う弛張熱でsJIAと診断された。mPSLパルス療法，CyA(保険適用外)，TCZで治療を開始した。GC減量中に関節炎の再燃があり，治療強化の必要性があった。

カナキヌマブ開始後経過

2歳10ヵ月時にCANを開始した(4mg/kg/回，4週ごと，皮下注)(図1)。開始時，CyA 40mg(4mg/kg)/日とPSL 2mg/日を併用していた。CAN開始後，速やかに関節炎は改善し，投与開始6ヵ月後にCyAを中止できた。CAN開始後は再燃なく，投与開始11ヵ月後にPSLを中止し，以後CANのみ(4mg/kg/回，4週ごと，皮下注)で寛解を維持している。

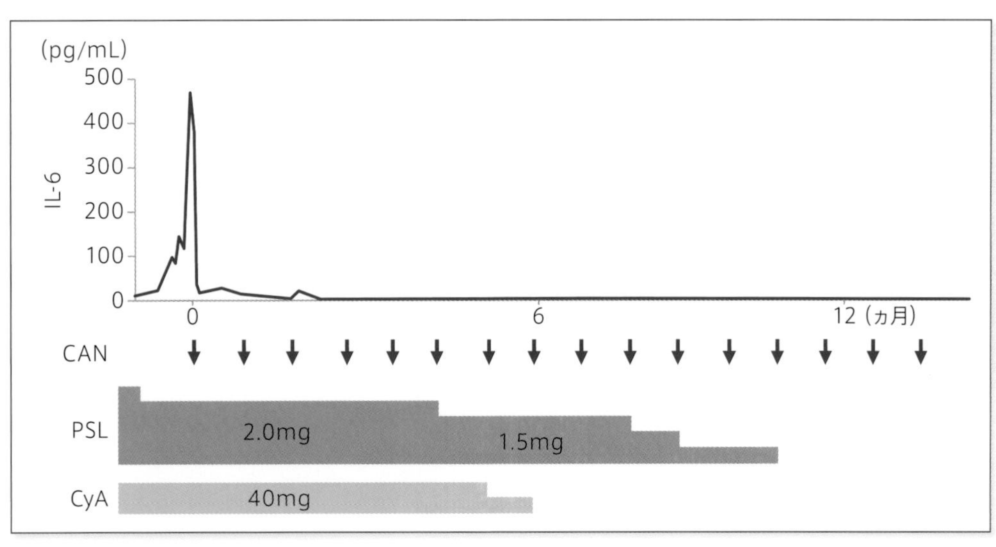

図1　CAN開始後の治療経過
CyAは保険適用外

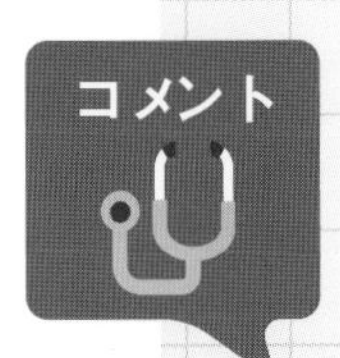

TCZによる寛解中のGC減量中に関節炎で再燃したが，CAN投与後にPSLを増量することなく再寛解できた。CAN投与開始後6ヵ月でCyA，11ヵ月でPSLも中止することができた。現在はCANのみで寛解維持できているが，CAN中止については検討を要する。

編集より

CAN投与により疾患活動性を抑えGCおよびCyAの減量中止が可能となった症例である。TCZを開始後も関節炎を呈しGCを減量できない場合には，CANへの変更を早めに検討しておく必要がある。

2 経過不良(症例1)

服部 成良

CAN投与開始後も関節炎が持続し，無効と判断した症例

- 女児
- sJIA発症年齢5歳
- 全身発症型関節炎症例
- CAN投与開始時年齢16歳

経過

5歳時，発熱，発疹，両足・左手関節炎が出現し，sJIAと診断された。PSLが開始されたが，減量(0.4mg/kg/日)に伴い発熱と右手・左膝関節炎を認め，発症5ヵ月後にTCZが導入された。その後も両肩・両膝・両足関節炎を繰り返し，MMP-3は200～1,200ng/mL前後で推移した。MTXに加えてTAC(保険適用外)やイグラチモド(IGU，保険適用外)が併用されたが，関節炎は持続し(図1)，PSL 4mg/日以下への減量は困難であった。CAN開始前はPSL(7mg/日)，MTX，IGU，TCZにて加療しており，GCの副作用として低身長(−2.5SD)と肥満(BMI 30.2)を認めていた。Patient visual analogue scale(patVAS)30mm，physician VAS(phyVAS)15mmで全身症状はなく，両膝に関節炎所見を認めていた。WBC 8,300/μL，CRP <0.01mg/dL，ESR 2mm，MMP-3 244ng/mLであった。

カナキヌマブ開始後経過

16歳時にCANにスイッチした(4mg/kg/回，4週ごと，皮下注)(図2)。CAN開始時は両膝関節炎以外の症状はなく，投与後から徐々に膝の関節炎所見は改善し，MMP-3は100ng/mLまで低下した。4回目のCAN投与時から両肩に関節炎が生じ，軽快していた両膝の関節炎は増悪した。MMP-3も徐々に上昇傾向となったため，DEX-P(2.5mg/回，保険適用外)を月に1回併用したが関節炎は改善しなかった。6回目の投与を最後に，CANは中止した。中止時に撮影したPET-CTでは両肩・両肘・両手・両股・両膝・両足関節に集積亢進を認めた(図3)。

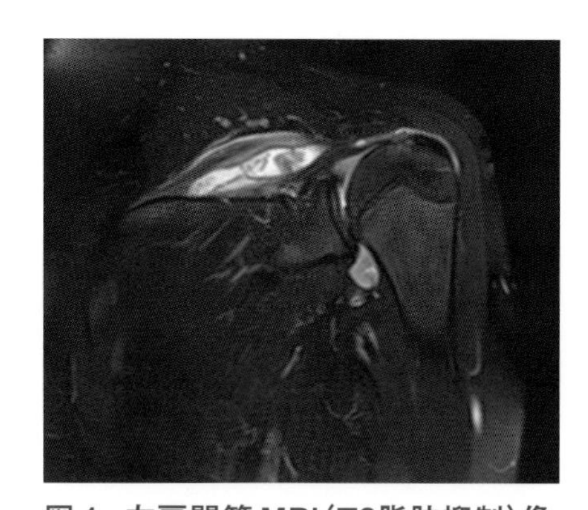

図1 左肩関節MRI(T2脂肪抑制)像

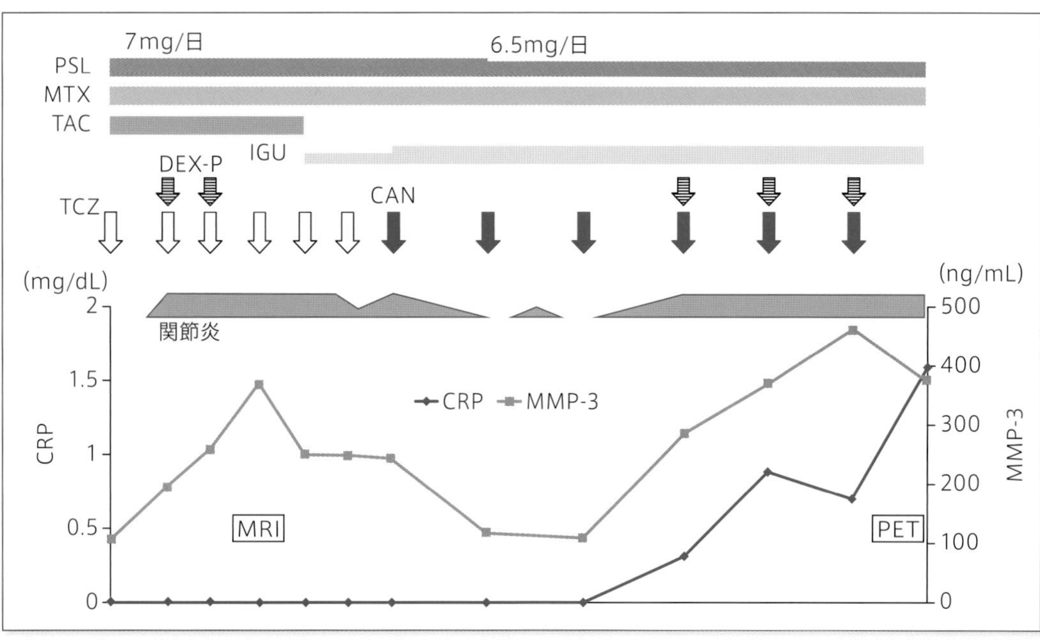

図2 CAN開始前後の治療経過
TAC, IGU, DEX-Pは保険適用外, IGU：イグラチモド

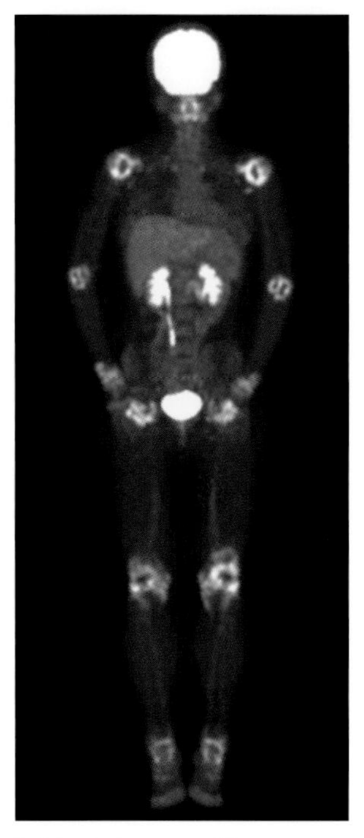

図3 PET-CT像

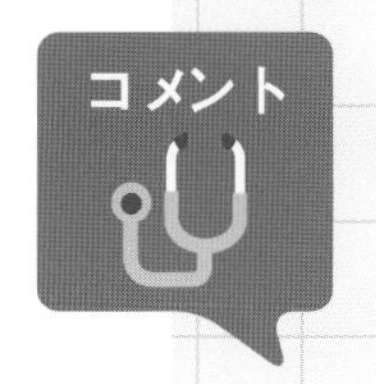

本症例はTCZ, さまざまな従来型疾患修飾性抗リウマチ薬(csDMARDs), CANを使用するも関節炎が持続した全身発症型関節炎の症例である。CANではデータがないが, anakinraでは短い罹患期間, 少ない活動性関節炎数が, 完全寛解に寄与したという報告[1)]がある。本症例も罹患期間は長く, 活動性関節数も多かった。関節炎に対するCANの有効性は明らかになっていない。TCZの反応性が乏しい, およびPSL減量困難や副作用を認める例ではCANの導入を検討すべきであるが, 慎重な経過観察が必要である。

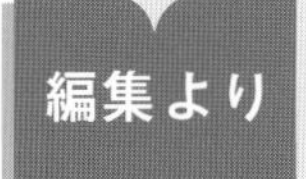

GC減量中に再燃し, TCZ, MTX, IGU, TACに抵抗性の関節炎を主体とした症例である。CANへのスイッチ後に関節炎の悪化を認めており, 関節炎病態へのIL-1の関与が低い, もしくはwindow of opportunityを逃している可能性が考えられる。全身型で発症した後に関節炎を中心とした病態が続くケースでは治療に難渋することが多く, 今後の大きな課題である。

文献

1) Saccomanno B, Tibaldi J, Minoia F, et al. Predictors of Effectiveness of Anakinra in Systemic Juvenile Idiopathic Arthritis. J Rheumatol. 2019 ; **46** : 416-21.

2 経過不良(症例2)

中岸 保夫

PSL減量に伴い関節炎の再燃を繰り返し，CANを併用してもPSLを減量できなかった症例

- 女子
- sJIA発症年齢2歳
- MASの既往あり
- 繰り返す関節炎のコントロールはPSLに依存
- CAN投与開始時年齢15歳

経過

2歳時に弛張熱と関節痛が出現し，sJIAと診断された。mPSLパルス療法後，PSLのみで軽快し，5歳時にPSLを中止して無治療で経過した。9歳時に発熱で再燃し，mPSLパルス療法後，再びPSLのみで軽快した。しかし，その後はPSL減量中に発熱と関節炎が再燃し，CyA(保険適用外)を併用するなど難治に経過した。PSLの減量が困難なため11歳時にCyAを中止してTCZを開始した(**図1**)。直後にMASを発症した。CyAを再開して軽快し，以降はMASが再燃することはなかったが，TCZを併用していてもPSLの減量に伴い関節炎が再燃した。PSLの長期投与を余儀なくされ，成長障害も顕著であった。

カナキヌマブ開始後経過

PSLを7mg/日より減量することができなかったため，15歳時にTCZを中止して，CANを開始した(4mg/kg/回，4週ごと，皮下注)(**図1**)。CAN開始時のPSLは7.5mg/日で，関節症状が軽快したため4回目のCAN投与後に7mg/日へ減量した。しかし5回目のCAN投与前に関節症状が再燃し，PSLを増量して対応した。スケジュール通りにCAN投与を続けながらも関節炎のコントロールのためにPSLを増量し，減量の度に再燃を繰り返したため，CANは10回の投与で中止した。

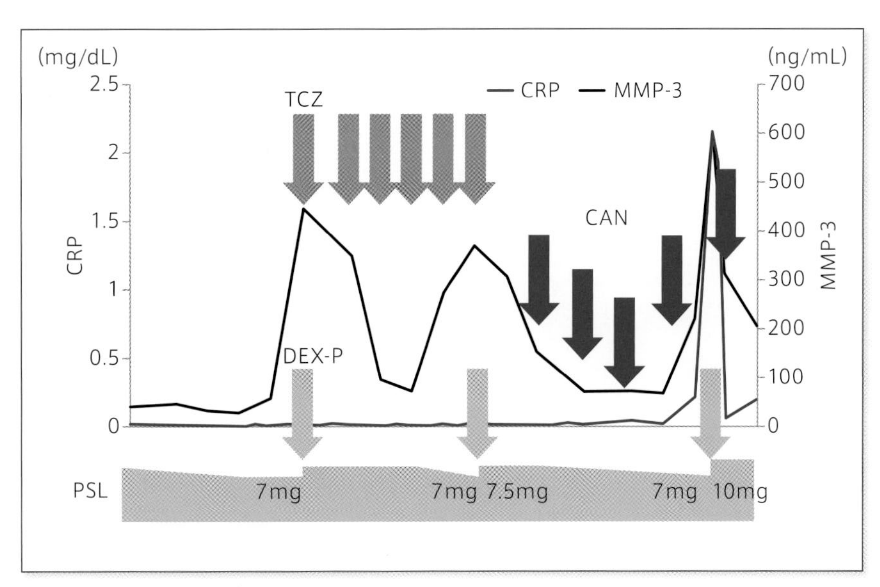

図1 CAN開始前後の治療経過

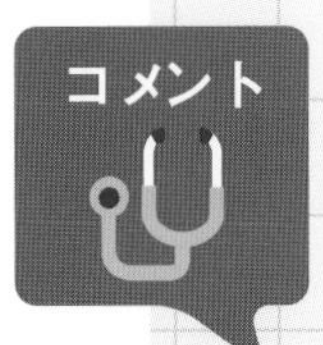

発症からCAN開始までの罹病期間が長い症例である。MASの既往もあるが，再燃の様式は次第に関節炎が主体となっていった。CAN開始時の罹患関節数は16関節であった。TCZ投与中には関節炎症状を反映する血液検査はMMP-3だけだったが，CANにスイッチしてからはCRPも関節炎症状を反映するようになった。

編集より

関節炎のためPSLの減量ができず，TCZからCANにスイッチした症例である。CAN投与中もPSL減量に伴い関節炎が再燃し，PSL増量が必要であった。生物学的製剤登場以前から難治といわれている，全身型の症状が次第に消失し関節炎が持続・進行する病型(全身発症型関節炎)であったと思われる。この病型に対する新たな治療法と早期の診断マーカーの開発が望まれる。

2 経過不良(症例3)

中瀬古春奈

CAN投与開始後，症状は消失したが，PSL減量開始直後に再燃し，投与を中止した症例

- 女児
- sJIA発症年齢3歳1ヵ月
- CAN投与開始時年齢3歳8ヵ月
- 第Ⅲ相臨床試験参加

経過

3歳1ヵ月で，弛張熱，多関節炎，リウマトイド疹にてsJIAと診断された。mPSLパルス療法後，PSL最大18mg(約1mg/kg/日)で治療を行い，病勢は安定したが，PSL減量中に9mg/日で発熱，関節炎，皮疹で再燃した。CANの第Ⅲ相臨床試験(治験)への参加を希望されたが，再燃時に腸管気腫を合併したため，GCカバーを考慮して，PSLを9→15mg/日に増量したうえで，腸管気腫の改善を待った(**図1**)。PSLの増量後，発熱，関節痛，皮疹は消失したが，腸管気腫の治癒確認後，PSL 14mg/日に減量したところ，発熱，皮疹，関節炎が出現し，CANの治験に参加した。治験前の罹患関節数は頸部および7関節(両股関節，両膝関節，両肘関節，右手関節)だった。

カナキヌマブ開始後経過

3歳8ヵ月時にCAN投与を開始した(4mg/kg/回，4週ごと，皮下注)(**図1**)。CAN開始後は発熱と皮疹は認めず，関節炎も改善した。3回目のCAN投与後に，PSLを14→13mg/日に減量したところ，CRPの上昇を認めた。炎症のフォーカスの検索をしつつ，4回目のCAN投与を行ったが，投与後もCRPは低下せず，4回目投与2週後に膝関節腫脹，MMP-3の著増，超音波上滑膜炎の悪化を認め，関節炎の再燃と判断した。発熱や発疹は認めなかったが，明らかな関節炎の悪化があり，CANを継続しても，病勢抑制は困難と判断し，CANは中止した。

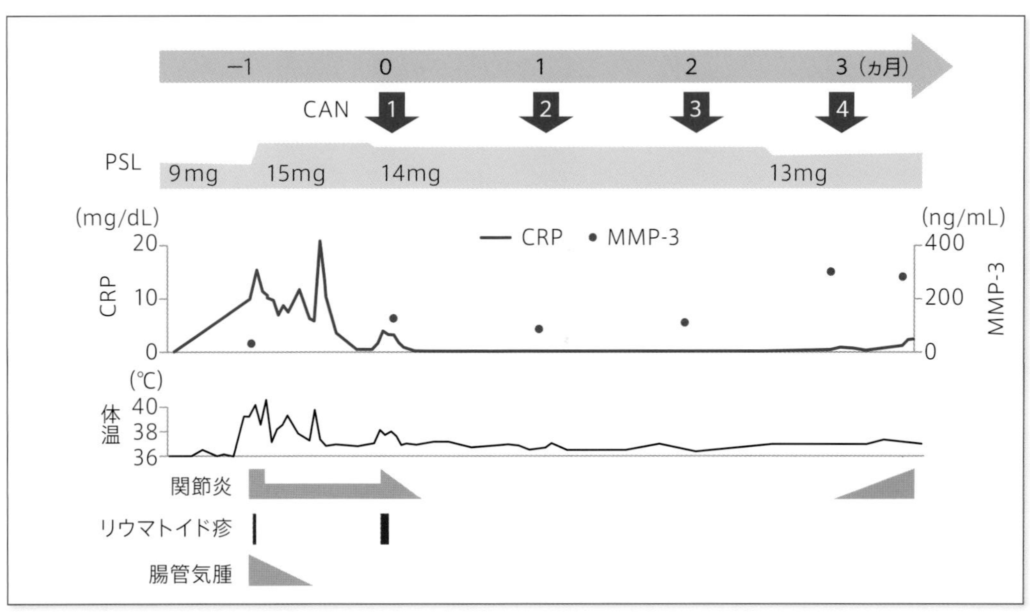

図1　CAN開始前後の治療経過

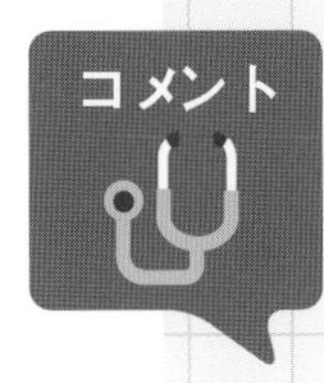

CAN投与後いったん病勢は安定したが，CAN 3回目投与後にPSLを1mg減量したところ，CRPが上昇しはじめた。CAN 4回目の投与後に関節炎悪化が明らかとなり，CANでは病勢抑制が困難と判断した。しかし後日，この時点で炎症の原因検索の一貫として提出していた便ウイルスPCRで，ノロウイルスG II陽性が判明した。嘔吐，腹痛，下痢といった腸管感染を示唆する症状は認めなかったが，感染を契機に再燃した可能性は否定できない。

編集より

初発の寛解導入後，PSL減量中の再燃に対してCANを導入したbio-naïve症例である。全身症状はコントロールできたが，関節炎はGC減量により再燃し，CAN投与では増悪を抑制できなかった。本症例においてもCRP，MMP-3の動きは関節炎の活動性を反映しており，CAN投与中もこれらの変動に注意し，関節の丁寧な診察が必要である。

3 マクロファージ活性化症候群(MAS)(症例1)

西村 謙一

CAN投与下でMASを発症し，GCのみで軽快した症例

- 女児
- MAS発症年齢(sJIA診断年齢)3歳
- CAN投与開始時年齢7歳
- CAN投与下MAS再燃時年齢10歳
- 緩やかに経過し，CAN単剤で寛解維持

経過

3歳時にMASを発症し，sJIAと診断された。PSL減量中，全身症状と関節炎での再燃が2回あり，4歳時にTCZを導入された。その後も関節炎を繰り返し，MTXやTAC(保険適用外)を併用されたが，PSLは減量困難であった。CAN開始前はPSL 6mg/日(0.21mg/kg/日)にMTXを併用されており，低身長(112.5cm，−2.7SD)と肥満(28.5kg)，骨密度低下を認めていた。

カナキヌマブ開始後経過

7歳時にCANを開始した(4mg/kg/回，4週ごと，皮下注)。全身症状なく，関節炎は速やかに改善し，CAN開始後13ヵ月でPSLを終了した。肝障害があり，PSL終了から2ヵ月後にMTXを中止した。10歳時，PSL終了15ヵ月後のX日，発熱と咽頭痛を認めた。間欠熱が持続し，X＋3日に当院を受診した。全身状態良好で，血球減少およびLDH上昇，フェリチン上昇が軽度であったため，帰宅とした。X＋5日から稽留熱となり活気が低下してきたため，X＋6日に再診した。頸部リンパ節腫脹と心膜炎を認め，肝逸脱酵素の上昇，フェリチン高値，凝固障害から(**表1**)，MASと診断した。同日入院とし，DEX-P 7.5mg/日(保険適用外)の投与を開始した。速やかに解熱し，血液検査所見も速やかに改善した(**図1**)。X＋13日にMASを脱したと考え，CANを投与し，同日にDEX-PをPSL 30mg/日へ変更した。PSL 20mg/日に減量してX＋23日に退院とした。退院約2週後にインフルエンザに罹患したがMASの再燃はなかった。その後もCANを継続し，MASから5ヵ月後にPSLは終了した。PSLを終了した約2年後からCAN 150mg/回(mg/kg/回)で投与し，さらに6ヵ月後に6週間隔に延長し，現在も寛解を維持している。

表1 入院時血液・尿検査所見

血算		PT-INR	1.23	免疫学	
WBC	2,700 /μL	フィブリノゲン	276 mg/dL	NK細胞活性	2 %
Neut	49.3 %	D-ダイマー	1.50 μg/mL	可溶性IL-2受容体	1,360 U/mL
Atypical Lym	4.0 %	生化学		IL-6	16.8 pg/mL
Hb	11.9 g/dL	AST/ALT	43/28 U/L	IL-18	78,289 pg/mL
Plt	11.2 $\times 10^4$/μL	LDH	459 U/L	尿	
ESR	10 mm/時間	フェリチン	1,098 ng/mL	β_2MG	14,213 mg/dL
凝固系		CRP	11.9 mg/dL	Cr	152.4 ng/mL
APTT	34.9 秒	TG/TC	113/128 mg/dL		

CAN
DEX-P (mg/日) 7.5 5.0
PSL (mg/日) 30 25 20
(℃) 38.5 36.5 34.5
X+5 X+10 X+15 X+20 (日)
外来受診 入院 退院

	外来受診	入院				
WBC(/μL)	3,300	2,700	4,800	11,200	11,900	13,700
Plt(x10⁴ /μL)	12.8	11.2	19.0	34.8	42.7	34.8
LDH(U/L)	289	459	278	215	203	196
フェリチン(ng/mL)	267	1,098	235	142	100	67
D- ダイマー(μg/mL)	ND	1.50	1.94	0.68	<0.50	<0.50

図 1　CAN 投与前後の MAS の治療経過
DEX-P は保険適用外

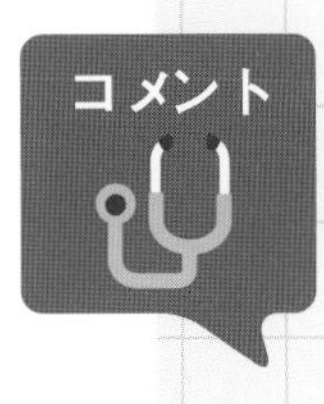

MAS で発症した症例。CAN 投与下において MAS で再燃した。緩やかに経過し，発症から 1 週間程度で MAS と診断した。GC の反応性は良好で，細胞障害が軽度であったため，CyA(保険適用外)の持続静注を要さず軽快した。生物学的製剤投与下で MAS を発症した sJIA の検討において，CAN 投与下では全例に発熱を認め，MAS 分類基準[1)]を満たしたのは84%(16%はフェリチン上昇なし)と報告されている[2)]。本症例も分類基準を満たし，治療のタイミングや要否に迷うことはなかった。またその後，比較的短期間で PSL は終了することができ，良好な経過をたどっている。

編集より

CAN 投与継続下寛解状態で再燃し，MAS に進展した症例である。CAN は半減期が長い薬剤であるため，MAS の病態や検査所見に対する影響が考えられる。本症例では最終的に MAS 分類基準に合致したが，CAN 非投与下の MAS に比較し，MAS への進展が比較的緩やかな経過を呈した。適切な診断と治療介入の判断が重要である。

文献

1）Ravelli A, Minoia F, Davì S, et al ; Paediatric Rheumatology International Trials Organisation ; Childhood Arthritis and Rheumatology Research Alliance ; Pediatric Rheumatology Collaborative Study Group; Histiocyte Society. 2016 Classification Criteria for Macrophage Activation Syndrome Complicating Systemic Juvenile Idiopathic Arthritis : A European League Against Rheumatism/American College of Rheumatology/Paediatric Rheumatology International Trials Organisation Collaborative Initiative. Ann Rheum Dis. 2016 ; **75** : 481-9.

2）Schulert GS, Minoia F, Bohnsack J, et al. Effect of Biologic Therapy on Clinical and Laboratory Features of Macrophage Activation Syndrome Associated With Systemic Juvenile Idiopathic Arthritis. Arthritis Care Res (Hoboken). 2018 ; **70** : 409-19.

3 マクロファージ活性化症候群(MAS)(症例2)

西村 謙一

CAN投与下でMASを繰り返した症例

・男児
・sJIA発症年齢4歳
・CAN投与開始時年齢8歳
・CAN投与下MAS発症年齢10歳

経過

4歳時にsJIAを発症した。PSL減量中に発熱と関節炎で再燃し，6歳時にTCZを導入された。7歳時に胃腸炎を契機にMASを発症した。その後，関節炎での再燃を繰り返し，MTXやTAC(保険適用外)を併用された。CAN開始前はPSL 12mg/日(0.48mg/kg/日)にMTXを併用されていた。GC関連合併症はなかった。

カナキヌマブ開始後経過

8歳時にCANを開始した(4mg/kg/回，4週ごと，皮下注)。全身症状や関節炎はなく，CAN開始後12ヵ月でPSLを終了し，PSL終了から13ヵ月でMTXを終了した。10歳時，PSL終了から15ヵ月後のX日，発熱，頭痛，嘔気を認めた。特記すべき誘因はなかった。X＋1日に前医を受診した。血球減少および肝逸脱酵素とフェリチンの上昇は軽度であったが(**表1**)，経過観察目的に同日入院となった。MTX中止のうえ，セフトリアキソンが投与された。その後も弛張熱が持続し，X＋6日に頸部リンパ節腫脹が生じ，肝逸脱酵素上昇，フェリチン高値，凝固障害からMASと診断した。同日からDEX-P 7.5mg/日(保険適用外)を開始し，X＋8日に当院転院とした。DEX-P開始後は速やかに解熱し，血液検査所見も速やかに改善した(**図1**)。X＋12日にPSL 30mg/日に変更し，X＋15日にMASを脱したと考え，CANを投与し，X＋16日に退院とした。退院2ヵ月後，PSL 5mg/日で再びMASを発症し，加療を行った。CyA(保険適用外)の内服を開始したが，さらにその後MASを2回，2～3ヵ月間隔で発症したため，CANを中止し，TCZを再度導入した。高用量のPSLとCyAにより，肥満と多毛が生じた。TCZ再導入から17ヵ月は再燃なく経過し，現在はPSL 6mg/日まで減量できている。

表1　入院時血液・尿検査所見

血算		凝固系		LDH	346 U/L
WBC	4,500 / μL	APTT	34.8 秒	フェリチン	245.6 ng/mL
Neut	55.1 %	PT-INR	1.14	CRP	0.35 mg/dL
Mo	12.7 %	フィブリノゲン	312 mg/dL	TG/TC	60/106 mg/dL
Hb	13.7 g/dL	D-ダイマー	4.5 μg/mL	免疫学	
Plt	15.2 ×10^4/μL	生化学		IL-18	174,197 pg/mL
ESR	9 mm/時間	AST/ALT	49/34 U/L		

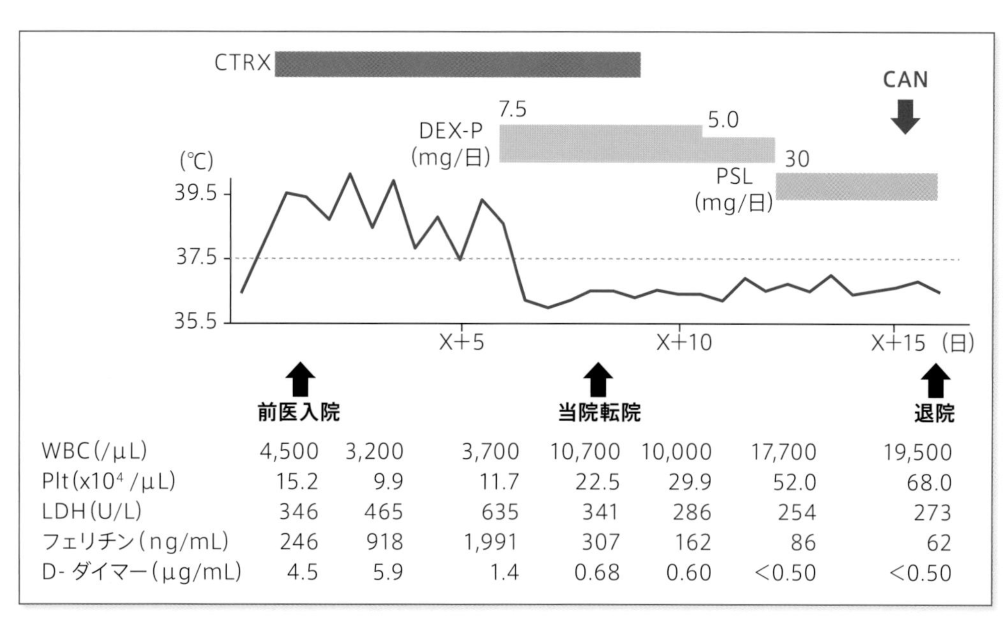

WBC(/μL)	4,500	3,200	3,700	10,700	10,000	17,700	19,500
Plt(x10⁴/μL)	15.2	9.9	11.7	22.5	29.9	52.0	68.0
LDH(U/L)	346	465	635	341	286	254	273
フェリチン(ng/mL)	246	918	1,991	307	162	86	62
D-ダイマー(μg/mL)	4.5	5.9	1.4	0.68	0.60	<0.50	<0.50

図1 CAN投与前後のMASの治療経過
DEX-Pは保険適用外，CTRX：セフトリアキソン

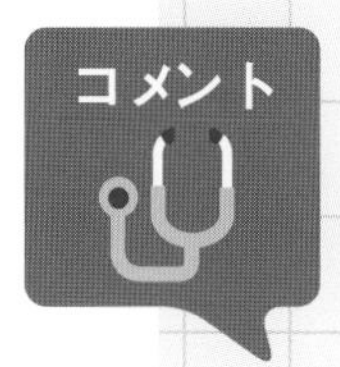

本症例はCAN投与下においてMASを短期間に4回繰り返した。いずれのMASも，GCの反応性は良好で，CyAの持続静注を要さず軽快した。CANと頻回のMASとの関連性は不明であるが，本症例にとってCANは，MASの発症を抑制しなかった。また，年齢から積極的に疑われないが，頻回のMASから家族性血球貪食性リンパ組織球症(FHL)の可能性を考えた。FHLパネルで遺伝子検査を行い，*PRF1*の変異をヘテロ接合性に認めた。*PRF1*変異に伴うFHL2は常染色体劣勢遺伝形式であり[1]，MAS発症への影響は不明であった。フローサイトメトリー解析では，NK細胞と$CD8^+$T細胞におけるパーフォリンの発現は健常コントロールと同程度であった。今後，パーフォリンの機能解析，構造解析を検討する必要がある。

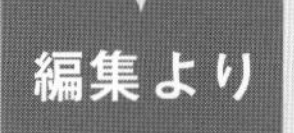

TCZ投与下でMAS発症を認め，CAN投与下でもMASを反復した症例である。CAN投与下初回のMASはGCに対する反応が良好であったが，その後GCやCyA内服下でもMASの反復を認めている。MASへの易進展性は明らかで，*PRF1*のバリアントをヘテロ接合性に認めているが，常染色体劣性遺伝形式の疾患であり，ヘテロ接合性のバリアント1つでは病的意義は否定的である。パーフォリンの機能解析は必要と考えられる。このような症例ではGC依存に陥りやすく，生物学的製剤投与下ではMAS合併に対する注意深い観察が求められる。

文献

1) Voskoboinik I, Thia MC, Trapani JA. A functional analysis of the putative polymorphisms A91V and N252S and 22 missense perforin mutations associated with familial hemophagocytic lymphohistiocytosis. Blood. 2005 ; **105** : 4700-6.

3 マクロファージ活性化症候群(MAS)(症例３)

山﨑 雄一

CAN治験中，胃腸炎を契機にMASへ移行した症例

- 女児
- sJIA発症年齢３歳
- CAN投与開始時年齢９歳
- CAN継続中にMASへ移行
- 第Ⅲ相臨床試験参加

経過

３歳時，発熱と関節炎からsJIAと診断された。mPSLパルス療法３クールおよびPSLとCyA(保険適用外)で治療したが，PSL減量に伴い再燃し３歳８ヵ月時にTCZを開始した。TCZ後は発熱と炎症反応は改善したが関節炎が残るためTCZはADAにスイッチした。スイッチ後全身症状が再燃したためTCZに再スイッチしたが，その後PSL減量が0.4mg/kg/日から進まないためCANの第Ⅲ相臨床試験(治験)に参加した。

カナキヌマブ開始後経過

９歳時，治験に参加しCANを開始した(４mg/kg/回，４週ごと，皮下注)。CAN開始後は翌日から解熱し，関節症状も改善した。CAN開始後22ヵ月目にPSLを中止した。CAN開始後34ヵ月目，37.8℃の発熱と３日間の下痢と腹痛を認めた。その４日後に血球減少を認め，その５日後に38.4℃の発熱と，さらなる血球減少とフェリチン・FDP・肝逸脱酵素の上昇，全身状態の悪化からMASに移行したと判断し，同日入院しDEX-P(保険適用外)を投与した(**図１**)。DEX-P投与４時間後には解熱し元気になり，すべての検査値が改善傾向となった。４日間DEX-Pを使用(10mg/m^2/日)後はPSL　1mg/kg/日で後療法を行い，１ヵ月かけて0.5mg/kg/日まで減量した。CANは予定投与日から11日遅れたが再開することができ，現在もCAN投与継続中であり，その後MASへの移行は認めていない。PSLは前医でさらに漸減を進めた。

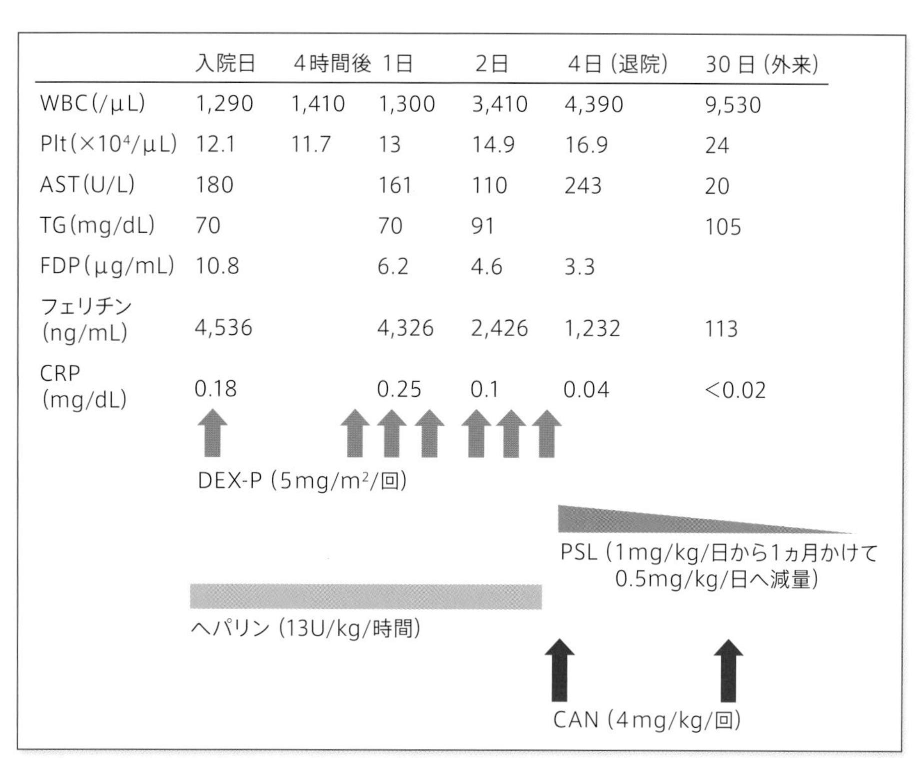

	入院日	4時間後	1日	2日	4日(退院)	30日(外来)
WBC(/μL)	1,290	1,410	1,300	3,410	4,390	9,530
Plt(×10⁴/μL)	12.1	11.7	13	14.9	16.9	24
AST(U/L)	180		161	110	243	20
TG(mg/dL)	70		70	91		105
FDP(μg/mL)	10.8		6.2	4.6	3.3	
フェリチン(ng/mL)	4,536		4,326	2,426	1,232	113
CRP(mg/dL)	0.18		0.25	0.1	0.04	<0.02

図1 CAN継続中のMAS移行後の治療経過
DEX-Pは保険適用外

CAN投与後の経過は順調であった。CAN投与中sJIAが寛解していてもMASへ移行し，CANでMASの予防はできなかった。TCZと違いsilent MASではなく，発熱もフェリチン上昇も認めた。また，CANとPSLの併用をしていた時期の血清IL-18は5,000pg/mL前後で，PSL中止後6ヵ月(CAN開始後28ヵ月)のIL-18は30,000pg/mLだった。腸炎罹患時のデータはないが，入院後に測定したIL-18は53,812pg/mLだった。高IL-18状態で胃腸炎が契機となりMASに移行した可能性がある。

編集より

CAN導入により臨床的寛解を達成したが，胃腸炎を契機にMASを発症し，GC再開となった症例である。TCZと異なり，CAN投与中のMASでは発熱やフェリチンの上昇を認めるケースが多い。しかし，本邦ではsJIA症例に対するCAN投与は使用経験が少なく，十分に明らかになっていないことも多い。したがってTCZ同様，発熱などがみられない状況下においても，血球減少に注意し，MASへの移行を見逃さないことが重要である。

3 マクロファージ活性化症候群(MAS)(症例４)

金子 詩子

CAN 投与開始後，早期にMASを反復した症例

・女児
・sJIA 発症年齢１歳
・CAN 投与開始時年齢９歳

経過

１歳９ヵ月時に弛張熱，紅斑，関節炎からsJIAと診断された。mPSLパルス療法(30mg/kg×３日)を２クール施行後，PSL 1.5mg/kg使用後も炎症が遷延したため，診断から約１ヵ月後にTCZを開始した(**図１**)。TCZ導入当初の経過は良好であったが，PSLの減量に伴い，活動期に出現していた紅斑や関節炎が出現し，２歳２ヵ月時からMTXを併用した。２歳５ヵ月時には水痘，４歳８ヵ月時にはインフルエンザウイルス感染を契機にMASを発症し，以降も５歳０ヵ月時，６歳５ヵ月時，６歳10ヵ月時に感染を誘因としないMASの徴候を繰り返し，いずれもDEX-P(保険適用外)で速やかに改善した。MASの間欠期には関節炎を認め，PSLはおおむね３～４mg/日程度でコントロールされていたが，長期投与により９歳時点で－2.8SDの低身長を認めていた。

カナキヌマブ開始後経過

９歳６ヵ月時にCANを開始した(４mg/kg/回，４週ごと，皮下注)(**図１**)。CAN開始時に両足関節炎があったが，２週後には改善し，慢性的に多発していた紅斑も消失した。しかし，3回目の投与から９日後に一過性の発熱があり，5日後の血液検査でフェリチン，肝逸脱酵素の上昇，血小板の低下を認め，MASの徴候と判断し，DEX-Pを投与して速やかに改善した。以降もCANを継続していたが，９回目の投与前の診察時に38℃の発熱を認め，血液検査でMASを示唆する所見を認めた。短期間にMASの徴候を反復したことから継続を断念し，TCZへ変更した。MASの重症度はウイルス感染を誘因としたMASで高い印象であったが，その他ではTCZ，CAN投与下で大差はなく，いずれもDEX-Pへの反応は良好であった。

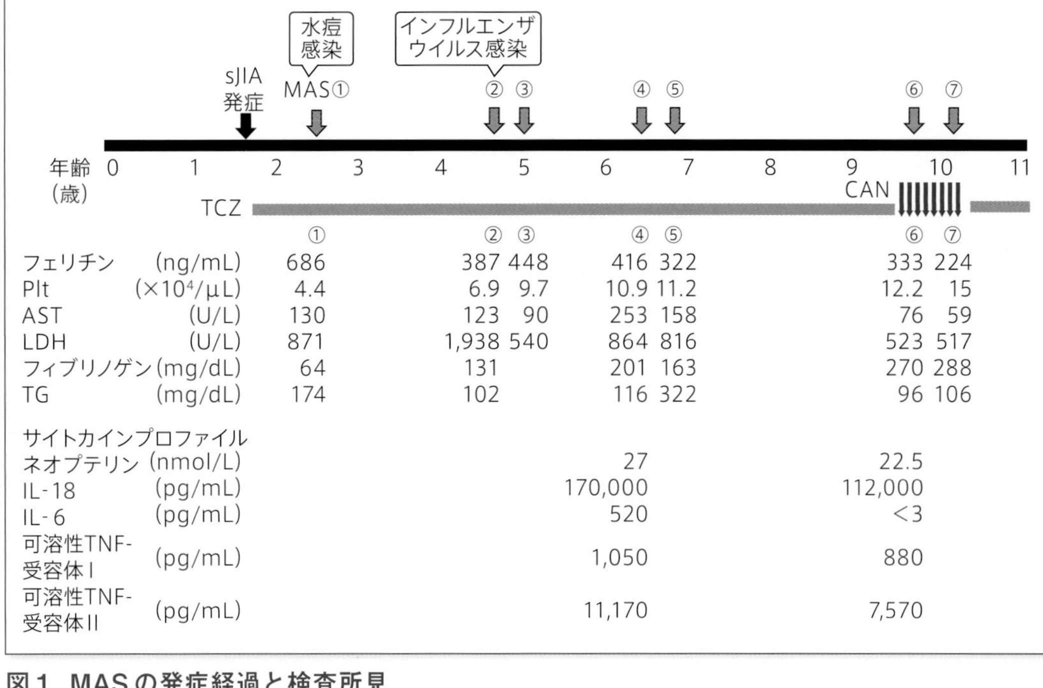

		①	②	③	④	⑤	⑥	⑦
フェリチン	(ng/mL)	686	387	448	416	322	333	224
Plt	(×10⁴/μL)	4.4	6.9	9.7	10.9	11.2	12.2	15
AST	(U/L)	130	123	90	253	158	76	59
LDH	(U/L)	871	1,938	540	864	816	523	517
フィブリノゲン	(mg/dL)	64	131		201	163	270	288
TG	(mg/dL)	174	102		116	322	96	106
サイトカインプロファイル								
ネオプテリン	(nmol/L)				27		22.5	
IL-18	(pg/mL)				170,000		112,000	
IL-6	(pg/mL)				520		<3	
可溶性TNF-受容体Ⅰ	(pg/mL)				1,050		880	
可溶性TNF-受容体Ⅱ	(pg/mL)				11,170		7,570	

図1　MASの発症経過と検査所見

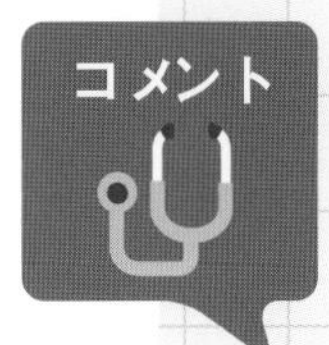

TCZ使用下にもMASの反復に加え，間欠期には関節炎も合併する難治例で，CANへ変更後，短期間でMASを反復した。一方で，紅斑と関節炎に対するCANの治療反応性は良好であった。CANはMASのリスクには影響しないとされているが，MAS反復例における有効性は症例をさらに蓄積して検討する必要がある。

編集より

TCZおよびCAN投与下において，十分な臨床的効果が得られず，MASや慢性関節炎を呈した難治性sJIA症例である。感染症や薬剤を契機としてMASが引き起こされることが過去の報告では知られている。しかし本症例では，CANによりMASが誘導されたかどうかは不明である。現状では，2種の生物学的製剤においても，病勢を完全に抑制することができない症例もあり，このような症例に有効な治療の開発が望まれるところである。

4 感染症（ヘルペス性歯肉口内炎）

安村 純子

CAN投与中に，初発のヘルペス性歯肉口内炎に罹患した症例

- 女児
- sJIA発症年齢1歳
- CAN投与開始時年齢6歳
- 単純ヘルペス初感染

経過

1歳時に，発熱と皮疹でsJIAを発症した。トランスアミナーゼの急激な上昇とフェリチンの異常高値からMASが疑われたため，CyA静注（保険適用外）に加えmPSLパルス療法を行った。後療法としてPSL内服にCyA内服（保険適用外）を併用し，PSLを漸減した。3歳時に再燃し，mPSLパルス療法後にTCZを導入した。その後，PSLの減量困難でMTXやコルヒチン（保険適用外）を併用した。5歳9ヵ月より関節炎を認め，PSL，MTX，CyA，コルヒチンの増量などで様子をみたが，関節炎が持続した。

カナキヌマブ開始後経過

6歳5ヵ月時にTCZからCANにスイッチした（4 mg/kg/回，4週ごと，皮下注）（**図1**）。その後も関節炎が続くため，CyAをTAC（保険適用外）に変更した。以後，関節炎は消失し，PSLを漸減中止。コルヒチンも中止した。7歳時，CAN投与2日後より発熱と舌の痛みを認めた（X日）。X＋1日に外来を受診。咽頭粘膜に潰瘍性アフタを認め，エンテロウイルス感染症の疑いで経過観察した。X＋3日も発熱が持続し，歯肉腫脹と下唇裏にアフタを認め，ヘルペス性歯肉口内炎と診断し，アシクロビル（ACV）点滴による入院治療を行った。口腔の疼痛がひどく，開口困難および摂食困難が続いたが，抗菌薬およびトラネキサム酸の点滴を併用し，X＋8日より徐々に食事の摂取が可能となったためX＋10日に退院した。X＋10日の採血で，単純ヘルペスウイルス（HSV）IgM［酵素免疫測定法（EIA）］12.29，HSV IgG（EIA）7.3と上昇を認め，HSVの初感染と診断した。HSV感染後，CANの投与間隔の変更は行っていない。

発熱														
口腔アフタ 歯肉腫脹														
			X日	X+1日		X+3日					X+8日		X+10日	
	7/31	8/1	8/2	8/3	8/4	8/5	8/6	8/7	8/8	8/9	8/10	8/11	8/12	8/13
				(外来受診)		(入院)							(退院)	
CAN	97.5mg (4.5mg/kg)													
TAC	1.5mg/日												1.5mg/日	
MTX		7mg (8.8mg/m²)												
ACV						5mg/kg×3回/日点滴								
CMZ							1g×2回/日点滴							
トラネキサム酸										100mg×2回/日点滴				
WBC (/μL)	12,000			8,300		8,600			7,180				7,400	
CRP (mg/dL)	0.06			0.63		2.09			1.98				0.29	
MMP-3 (ng/mL)	14.9					25.7								
HSV IgG						0.7 (−)							7.3 (+)	
HSV IgM						0.41 (−)							12.29 (+)	

図1 CAN開始後に発症したヘルペス性歯肉口内炎の治療経過
TACは保険適用外
ACV：アシクロビル，CMZ：セフメタゾール，HSV：単純ヘルペスウイルス

原疾患の再燃を危惧し，TACの中止ではなく減量とMTX中止にとどめたが，経過中再燃を認めることはなく，ヘルペス性歯肉口内炎治癒後も原疾患の再燃はなかった。MTX，TAC，CANといった免疫を抑える薬を複数併用していたが，健常児のHSV初感染と比較し，重症度や治癒までの期間はそれほど差がない印象だった。また，HSVの抗体も産生されており，CAN投与により感染後の抗体産生は抑制されないものと考えられた。

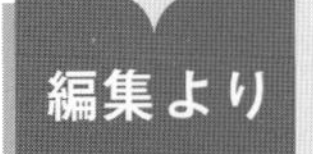

TCZ投与下では感染症に罹患した場合においても，発熱などの臨床症状はマスクされることが知られている。その一方，本症例のようなCAN投与中の患者において，健常児と同様，発熱や口腔内所見を呈したことは興味深い。ヘルペスウイルス科のみならず，ウイルス感染症を併発した場合，常にsJIAの再燃やMASへの移行に留意する必要がある。また，ウイルス感染後に，明確なCAN投与再開の基準はなく，個々の症例において検討する必要がある。

4 感染症(水痘)

村瀬 絢子

CAN投与中に水痘を発症した症例

・女児
・sJIA発症年齢1歳2ヵ月
・CAN投与開始時年齢9歳
・全身発症型関節炎症例
・CAN投与開始14ヵ月後，水痘発症
・ACV経静脈的投与後，後遺症なく治癒
・第Ⅲ相臨床試験参加

経過

1歳2ヵ月時にMASで発症し，sJIAと診断された。発症から3ヵ月後にMASで再燃した。TCZを導入されたが，投与時反応があり，TCZは中止となった。その後再燃を繰り返し，TAC(保険適用外)やMTXを併用されたが，PSL 6mg/日以下の減量は困難であった。9歳時に第Ⅲ相臨床試験(治験)への参加同意が得られ，CANが開始された(4mg/kg/回，4週ごと，皮下注)。CAN開始前はPSL 6mg/日(0.32mg/kg/日)にMTX 10mg/m^2/週を併用しており，GCの副作用として低身長(－3.9SD)と骨粗鬆症を認めていた。全身症状と関節炎は認めなかった。治験のためPSLを減量した。PSL 3mg/日で関節炎が徐々に再燃，PSL 1.5mg/日まで減量したところでCAN導入となった。導入時はpatients visual analogue scale(patVAS)29mm，physician VAS(phyVAS)31mm，MMP-3 1,072ng/mL，CRP 2.55mg/Lで両膝に関節炎を認めていた。

カナキヌマブ開始後経過

CANを2回投与した後も関節炎が持続したことから，mPSLパルス療法を2クール行い，PSL 10mg/日へ増量したところ，改善した。CAN開始後3ヵ月からPSLの減量を開始した。CAN開始14ヵ月後のX日，発熱と右手掌に小紅斑を認めた。X＋1日，発熱が持続し，発疹が増加傾向であったため当院を受診(**図1**)。頭皮，左耳介，体幹，下肢に紅暈を伴う水疱を認め，Tzanck試験陽性で水痘と診断した。入院とし，アシクロビル(ACV)15mg/kg/日を経静脈的に投与開始した。X＋1日から3日間，GCカバーのためPSLを4.5mg/日から10mg/日へ増量した。MTXは中止した。X＋3日に解熱し，水疱は右耳介，顔，口腔内，上肢，腹部にも広がったが，X＋5日には発疹はほぼ痂皮化した。一過性にWBCとPlt減少を認めたが，MASへの移行はなく，凝固異常もなかった。ACVを5日間経静脈的に投与後，バラシクロビル(VCV)内服へ変更し，X＋6日に退院とした。X＋10日に完全に痂皮化したことを確認し，VCVは5日間で終了，MTXを再開した。X＋24日にCANを投与し，水痘の再燃はなく，原疾患の再燃もなかった。水痘・帯状疱疹ウイルス(VZV)IgGはX－32日に9.9であったが，X＋2日に35.4と上昇していた。X＋18ヵ月後には25.9と抗体価を維持していた。

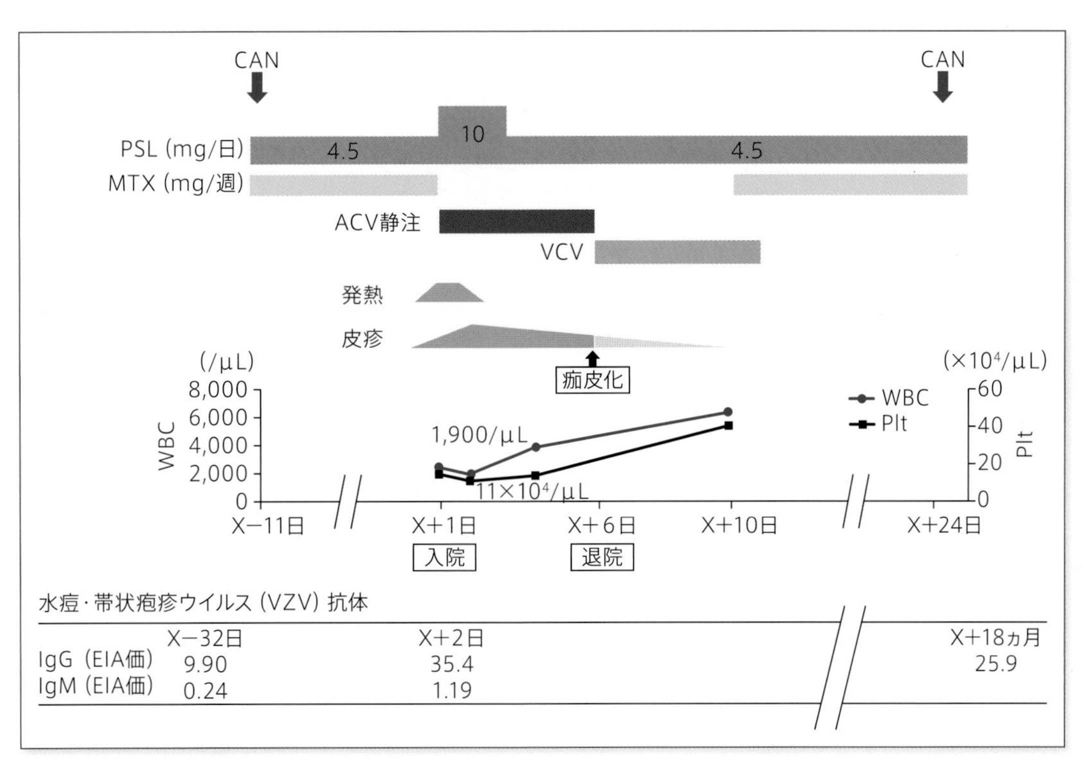

図1　CAN開始後に発症した水痘の治療経過
ACV：アシクロビル，VCV：バラシクロビル

CAN使用中の水痘発症例である。水痘免疫を有さない免疫抑制薬使用患者は重症化しやすく，特にPSL，TNF-α阻害薬，MTX，カルシニューリン阻害薬，ミコフェノール酸モフェチル使用中の患者は重症水痘のリスクと考えられている[1)2)]。一方でCAN投与中の重症水痘発症の報告はない。本症例はCANに加え，PSLとMTXを併用されていたものの，発症前のVZV-IgG抗体価が陽性であった。ACV点滴治療のみで重篤な合併症なく治癒した。VZVに対する抗体の有無で重症化のリスクが変わるため，抗体価の把握は重要である[1)]。CAN単独の水痘重症化リスクは不明だが，多くの症例で免疫抑制薬を併用されており，水痘の症状や対応に関して日ごろから患者に指導しておく必要がある。

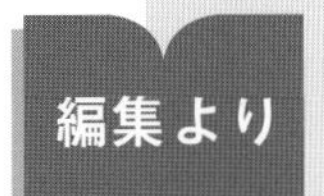

CANが水痘の経過にどのような影響を与えたのかはまだ明らかにはなっていない。CANを含め，免疫抑制薬や生物学的製剤の投与中にはワクチンによる予防をすることはできないため，治療前に水痘の罹患歴および抗体価の確認を行うとともに，水痘の症状や罹患者との接触時の対応，受診に関する指導を行うことが大切である。

文献

1）Lachiewicz AM, Srinivas ML. Varicella-zoster virus post-exposure management and prophylaxis : A review. Prev Med Rep. 2019 ; **16** : 101016.
2）Kobayashi I, Mori M, Yamaguchi K, et al. Pediatric Rheumatology Association of Japan recommendation for vaccination in pediatric rheumatic diseases. Mod Rheumatol. 2015 ; **25** : 335-43.

4 感染症(帯状疱疹)

村瀬 絢子

CAN投与中に帯状疱疹を発症した症例

・女性
・sJIA発症年齢4歳
・CAN投与開始時年齢18歳
・帯状疱疹発症
・自然軽快

経過

4歳時に弛張熱，皮疹，関節炎で発症し，sJIAと診断された。発症時，インフルエンザ感染を契機にMASを合併し，mPSLパルス療法，CyA(保険適用外)の持続静注，血漿交換療法で改善を認めたが，その後も感冒を契機に全身症状での再燃を繰り返し，6歳時(発症から1年9ヵ月後)にTCZを導入された。TCZ導入後も全身症状と関節炎での再燃が3回あり，TAC(保険適用外)を併用されたが，PSL減量困難であった。CAN投与前には，PSL 3.5mgと4mgを隔日投与，TAC 3.5mgを内服し，patients visual analogue scale(patVAS)，physician VAS(phyVAS)ともに0mmで，全身症状と関節炎はなかったが，運動後に必ず筋肉痛や倦怠感を認めていた。

カナキヌマブ開始後経過

18歳時にCANを開始した(4mg/kg/回，4週ごと，皮下注)。CAN開始直後から運動後の疼痛が生じなくなった。CAN開始後4ヵ月からPSLの減量を開始した。CAN開始から5ヵ月後のX日，右後頭部に握られるような疼痛を自覚した(**図1**)。X＋5日に右耳介後部の圧痛を伴うリンパ節腫脹に気づいた。X＋6日，症状が持続するため当院を受診した。受診時，右側頭部の頭皮に発赤・痂皮を伴う皮疹を認めた。帯状疱疹を疑ったが，すでに痂皮化しており，鎮痛薬で経過観察とした。その後頭皮の疼痛は徐々に軽快し，X＋20日に消失した。皮疹は完全に痂皮化しており，同日にCANを投与した。ペア血清で水痘・帯状疱疹ウイルス(VZV)抗体価の上昇を認め(発症前：7.5，X＋20日：125.5)，帯状疱疹と確定診断した。帯状疱疹後神経痛などの後遺症はなかった。

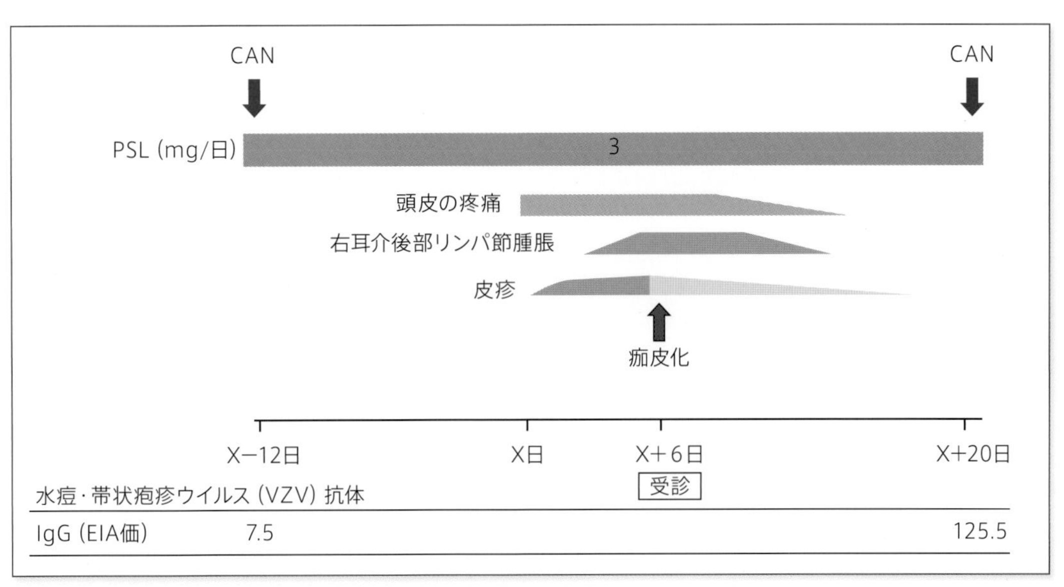

図1 CAN開始後に発症した帯状疱疹の治療経過

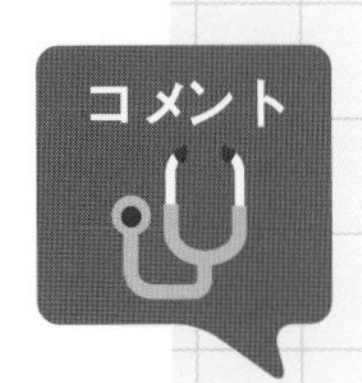

CAN投与中に帯状疱疹を発症し，自然治癒した症例である。JIA患者は健常児と比較して帯状疱疹罹患率が3倍程度高いといわれており，特にエタネルセプト使用例で高くなると報告されている[1)]。生物学的製剤使用例でも，本症例のように自然治癒するなど比較的軽症例がいる一方，入院を要することもある。帯状疱疹の症状や対応に関して日ごろから患者へ指導しておく必要がある。

編集より

一般的に帯状疱疹は，早期に発見し早期に治療することで重症化や帯状疱疹後神経痛などの後遺症のリスクを減らすことが期待できる。この症例では追加治療を必要とせずに自然に軽快したが，CANが帯状疱疹の発症や治癒過程にどのような影響を与えたのかはまだ明らかにはなっていない。CAN投与中はワクチンで予防することはできないので，発症早期に受診できるような指導が大切である。

文献

1）Nimmrich S, Horneff G. Incidence of herpes zoster infections in juvenile idiopathic arthritis patients. Rheumatol Int. 2015 ; **35** : 465-70.

4 感染症(インフルエンザ)

西村 謙一

CAN投与中にインフルエンザに罹患し，ペラミビルを3日間投与した症例

- 女児
- MAS発症年齢(sJIA診断年齢)3歳
- CAN投与開始時年齢7歳
- CAN投与中，インフルエンザに罹患し，ペラミビル3日間投与
- 重篤な合併症なく治癒

経過

3歳時にMASで発症し，sJIAと診断された。PSL減量中，全身症状と関節炎での再燃が2回あり，4歳時にTCZを導入された。その後も関節炎を繰り返し，MTXやTAC(保険適用外)を併用されたが，PSLは減量困難であった。CAN開始前はPSL 6mg/日(0.21mg/kg/日)にMTXを併用されており，低身長(112.5cm，−2.7SD)と肥満(28.5kg)，骨密度低下を認めていた。

カナキヌマブ開始後経過

7歳時にCANを開始した(4mg/kg/回，4週ごと，皮下注)。CAN開始から13ヵ月後にPSLを終了した。10歳時，インフルエンザ(Flu)ワクチン接種1週間後にMASを発症した。GC治療により軽快し退院，PSL 15mg/日まで減量していた。退院から約2週後のX日(冬期)，発熱と咽頭痛，活気低下があり救急受診した。受診時，うなずきや首振りで意思疎通は可能であったが，視線が合わず，発語がなかった。体温40.3℃で，頻脈と多呼吸を認めた。呼吸器および消化器症状はなく，身体診察で特記所見はなかった。血液検査でMASを疑う所見を認めず，FluB抗原陽性であった(**表1**)。ペラミビルを投与し，急性副腎不全を疑い，PSL 20mgを点滴静注した。意識障害が遷延したため，同日入院とした(**図1**)。頭部CT，髄液検査，脳波検査に異常はなかった。X＋1日の朝に意識清明となった。夕方に発熱があり，ペラミビルを再度投与した。GCカバーとして，同日からPSL 30mg/日に増量した。X＋2日，発熱は持続していたが，意識清明で全身状態は良好であり，血液検査に大きな異常を認めなかったため，ペラミビルを投与し，退院とした。X＋3日に体温37℃台となり，X＋4日に解熱した。解熱後からPSLを常用量とした。同時期から咳が生じたが，呼吸音および胸部X線所見が問題ないことを確認し，X＋7日，予定より5日遅れてCANを投与した。咳はその後数日で軽快した。その後はsJIAの再燃なく経過している。

表1　入院時検査所見

血算		UN/Cr	16/0.50 mg/dL	フィブリノゲン	273 mg/dL
WBC	7,500 / μL	Na/K	131/3.8 mEq/L	D-ダイマー	0.50 μg/mL
Neut	61.6 %	Glu	94 mg/dL	髄液	
Lym	24.3 %	フェリチン	54 ng/mL	細胞数	4/3
Hb	14.4 g/dL	CRP	0.88 mg/dL	蛋白	28 mg/dL
Plt	19.7 $\times 10^4$/ μL	インフルエンザ(Flu)抗原	A(−) B(+)	Glu	64 mg/dL
生化学		凝固系			
AST/ALT	48/43 U/L	APTT	31.2 秒		
LDH	283 U/L	PT-INR	1.20		

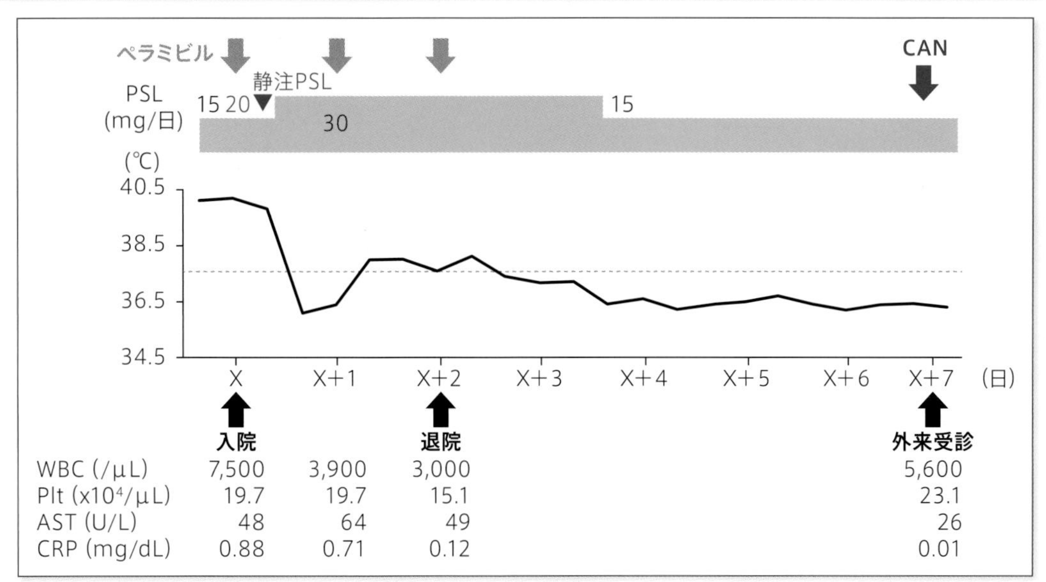

図1　CAN 投与後のB型インフルエンザの治療経過

CAN 投与中，Flu に罹患し，発熱が持続したため，ペラミビルを3日間投与した。診断については，流行期，発熱，意識障害から疑うことは容易であった。発熱期間について，小児 Flu 患者を対象としたペラミビルの国内第Ⅲ相臨床試験で，罹病期間は中央値27.9時間(95%信頼区間：21.7〜31.7時間)であり[1]，本症例の発熱期間はやや長い印象であった。CAN 投与中の重症化リスクについて，海外における CAN の長期試験で重篤な有害事象に Flu はなく[2]，検索した範囲で重症化の症例報告もなかった。本症例は意識障害を認めたため，精査・経過観察目的に入院としたが，中枢神経や呼吸状態に重篤な合併症は認めなかった。また，本症例における Flu ワクチンと MAS との関連は不明であり，生物学的製剤や GC，免疫抑制薬使用中の患者には Flu ワクチン接種が推奨される。

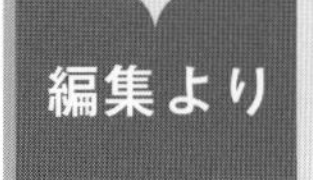

CAN 治療中に Flu に罹患して追加の治療が必要になった症例である。Flu ワクチンについては，sJIA の活動性が強く高用量の GC を使用しているときには十分な効果が期待できない場合もある。本人に接種できない場合でも，同居家族に Flu ワクチンの接種を促し，予防に努めることは大切である。

文献

1）ラピアクタ®点滴静注液 添付文書. 2019年12月改訂(第3版).
2）Ruperto N, Brunner HI, Quartier P, et al ; Paediatric Rheumatology International Trials Organisation (PRINTO) and the Pediatric Rheumatology Collaborative Study Group (PRCSG). Canakinumab in patients with systemic juvenile idiopathic arthritis and active systemic features : results from the 5-year long-term extension of the phase III pivotal trials. Ann Rheum Dis. 2018 ; **77** : 1710-9.

4 感染症(蜂窩織炎)

服部 成良

CAN投与開始1ヵ月後に蜂窩織炎を合併した症例

- 男児
- sJIA発症年齢2歳
- 全身発症型関節炎症例
- CAN投与開始時年齢18歳
- GC中等量，免疫抑制薬併用
- CAN投与開始1ヵ月後に蜂窩織炎を合併

経過

2歳時，発熱と左手関節炎で発症し，sJIAと診断された。PSLが開始されたが，減量中(0.93mg/kg/日)に両手・両手指・両膝・両足関節炎を認め，MTXを併用された。その後も四肢の関節炎の再燃と寛解を繰り返し，4歳時にTCZを導入された。TCZ導入後もPSLの減量は進まず，TAC(保険適用外)も併用されたが股関節破壊とGCの合併症として高血圧，白内障，骨粗鬆症，脂肪肝，18歳時点で低身長(120.6cm，−8.7SD)，肥満(70.1kg，BMI：48.2)を認めていた。TCZに加えてPSL(15mg/日)とMTX，TACを併用していたが，patients visual analogue scale(patVAS) 8mm，physician VAS(phyVAS) 4mmで間欠的に両膝関節痛を認めており，WBC 11,800/μL，CRP 0.01mg/dL，ESR 1mm，MMP-3 116.6ng/mLであった。両側の拇趾に陥入爪を認めていた。

カナキヌマブ開始後経過

18歳時，TCZからCANにスイッチした(4mg/kg/日，4週ごと，皮下注)(**図1**)。2回目のCAN投与3日後から左外果の疼痛が出現し，その後左下腿の遠位に全周性の発赤と腫脹を認めた(**図2**)。発熱は認めず，蜂窩織炎と診断し入院加療とした。超音波検査では皮下組織の浮腫所見と一部に低エコー域(**図3**)を認め，MRIでは皮下の高信号域を認めた(**図4**)が膿瘍形成はなかった。入院中はMTXとTACを中止し，セファゾリンを開始した。入院5日目から改善傾向となったが，超音波検査における低エコー域は残存し，入院7日目よりクリンダマイシンを併用した。入院12日目よりスルファメトキサゾール・トリメトプリム(ST合剤)の内服に変更し，発赤と疼痛が消失したのを確認し，合計20日間加療した。血液培養は陰性だった。

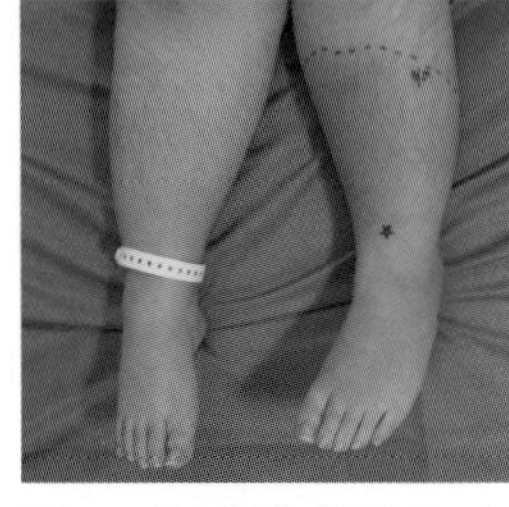

図2 蜂窩織炎罹患時の下腿写真

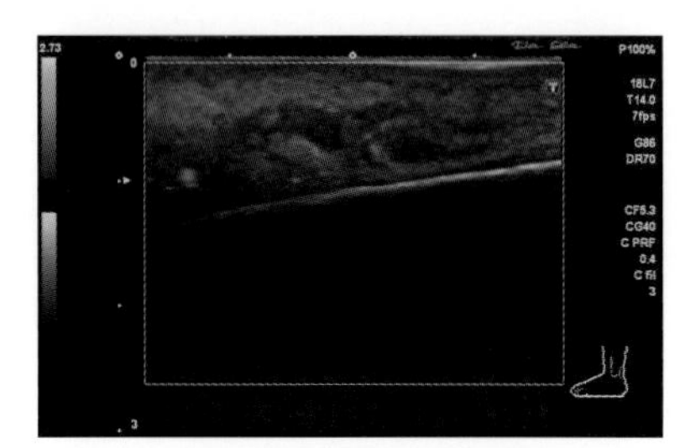

図3 左足超音波検査所見

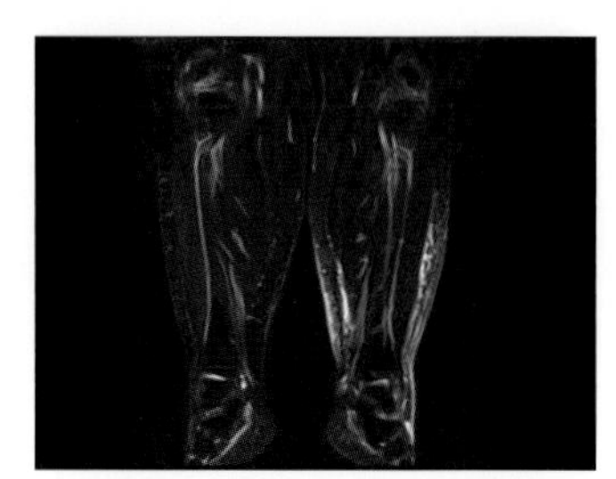

図4 左下腿MRI［STIR(short inversion time inversion recovery)法］

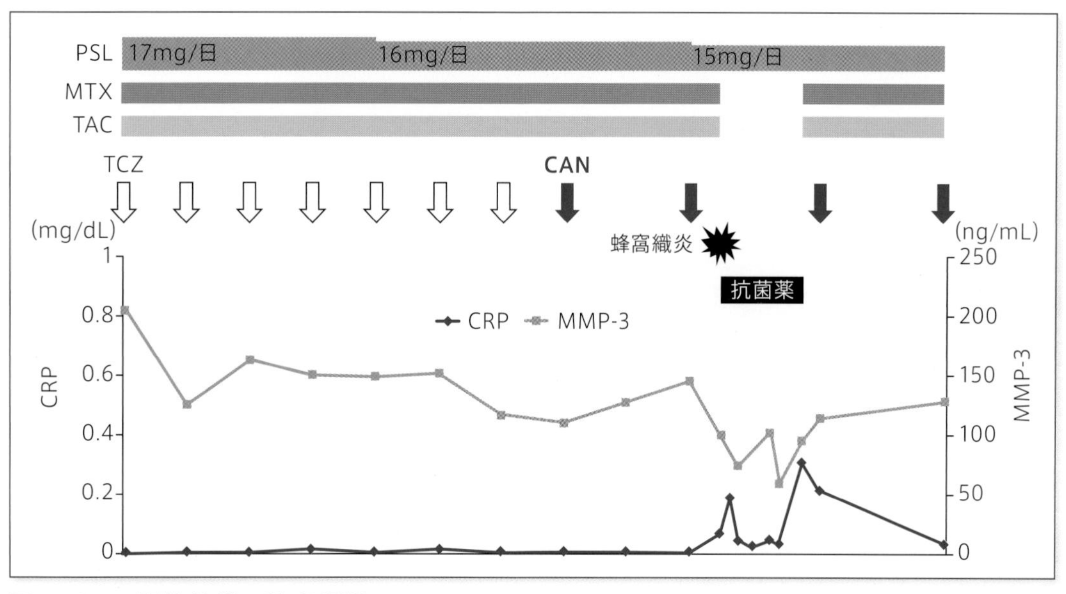

図1　CAN 開始前後の治療経過
TAC は保険適用外

CAN スイッチ1ヵ月後に蜂窩織炎を発症した症例である。CAN 使用例における感染症の有害事象は177例中136例(76.8%, 217.26/100人年)に認めるが，蜂窩織炎の報告はなく，皮下膿瘍は2例報告があった[1]。本症例は膿瘍形成には至らなかったが，抗菌薬への反応に乏しく，局所所見の改善に時間を要した。また肥満や下腿浮腫，足白癬，皮膚の傷などは蜂窩織炎の発症リスクであるという報告[2]があり，それらを認める児では注意深い観察と対応が必要である。

編集より

本邦における CAN の製造販売後調査成績においても膿痂疹などの皮膚感染症や皮下組織膿瘍が散見されており，また CANTOS 試験においても蜂窩織炎は頻度の高い副反応である。本症例のように陥入爪や表皮および皮下組織に異常を認める場合は軟部組織感染症に注意が必要であり，場合によっては予防処置もしくは内服を考慮してもよいと考える。感染症の治療に関しては本症例のように免疫抑制薬を中止し，経静脈的抗菌薬にて治療を開始すべきであり，化膿菌であるレンサ球菌や MRSA を含む黄色ブドウ球菌などを考慮した抗菌薬の選択が望ましいと考える。

文献

1）Ruperto N, Brunner HI, Quartier P, et al ; Paediatric Rheumatology International Trials Organisation (PRINTO) and the Pediatric Rheumatology Collaborative Study Group (PRCSG). Canakinumab in patients with systemic juvenile idiopathic arthritis and active systemic features : results from the 5-year long-term extension of the phase III pivotal trials. Ann Rheum Dis. 2018 ; **77** : 1710-9.
2）Quirke M, Ayoub F, McCabe A, et al. Risk factors for nonpurulent leg cellulitis : a systematic review and meta-analysis. Br J Dermatol. 2017 ; **177** : 382-94.

4 感染症（多発皮下膿瘍）

服部 成良

CAN投与開始後から
皮下膿瘍を生じ繰り返しているが，
CANを継続している症例

- 男児
- sJIA発症年齢４歳
- 全身発症型関節炎症例
- CAN投与開始時年齢18歳
- GC少量，免疫抑制薬併用
- 皮下膿瘍を繰り返しているが，CANは継続中

経過

４歳時に発熱，右手関節炎で発症し，sJIAと診断された。DEX-P（保険適用外）にて寛解導入療法を行い，以降外来でPSLにて加療していたが，漸減中に左手・両膝・両足関節炎を生じた。PSL減量困難であることから，８歳時にTCZを導入された。TCZ導入後もベーカー嚢胞を合併し，間欠的な関節痛とMMP-3高値が持続した。MTXとTAC（保険適用外）を併用したが寛解せず，PSLの減量が困難であった。GCの副作用として18歳時点で低身長（－3.3SD）を認めており，patients visual analogue scale（patVAS）0 mm，physician VAS（phyVAS）0 mmであったが，両膝の屈曲時痛を認めていた。血液検査はWBC 5,800/μL，CRP 0.01mg/dL，ESR 1 mm，MMP-3 49.7ng/mLであった。

カナキヌマブ開始後経過

18歳時にTCZからCANにスイッチした（４mg/kg/回，４週ごと，皮下注）（図１）。CANスイッチ２ヵ月後に一過性の上眼瞼の腫脹を認め，５ヵ月後に同部位が再度腫脹し自然排膿を認めた。その後，毎月頸部や前胸部，腋窩などに皮下の小膿瘍を繰り返し，切開排膿をしていた。20歳時に背部に皮下膿瘍を認め，炎症反応上昇も認めたため，切開排膿を行い，セファクロルを併用した。膿瘍からはメチシリン感受性黄色ブドウ球菌（MSSA）が検出された。その後も頭皮や頸部の皮下膿瘍が増悪し排膿を繰り返したため，CANの投与を２週間延期し，セファレキシンの内服で加療した。治療終了後からスルファメトキサゾール・トリメトプリム（ST合剤）の予防内服を開始し，CANを再開・継続している。

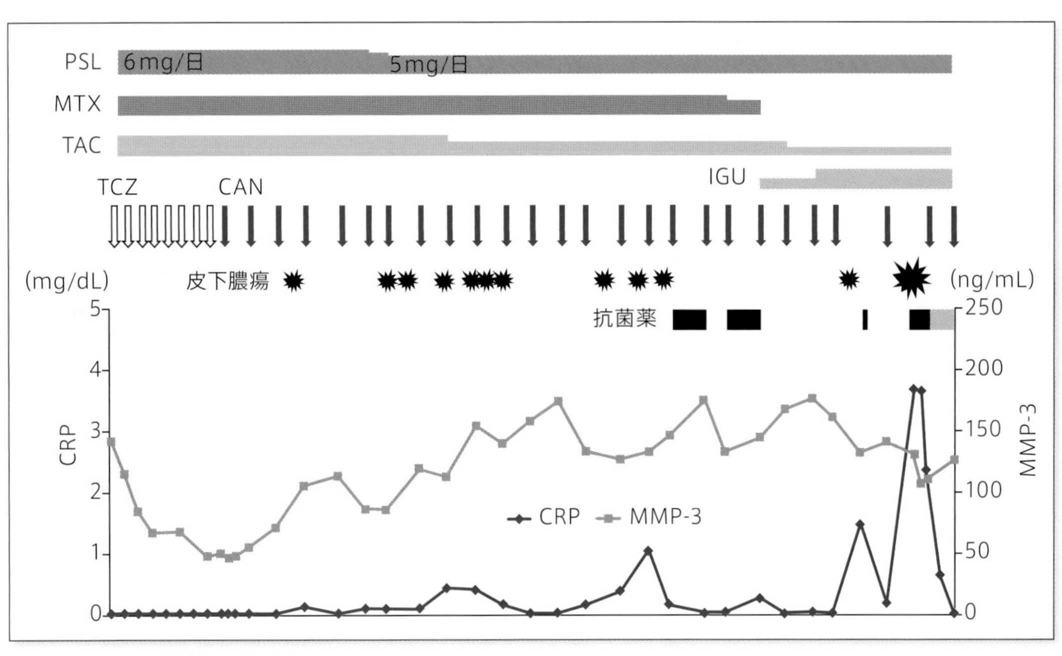

図1 CAN開始後の治療経過
TAC, IGUは保険適用外
IGU：イグラチモド

本症例はCANスイッチ後から多発する皮下膿瘍が生じ，繰り返している症例である。CAN投与例の重篤な有害事象として，177例中2例(1.1%，0.42/100人年)に皮下膿瘍の報告[1]がある。本症例では自壊もしくは切開排膿で改善が得られていたが，再発を繰り返し，内服による抗菌薬加療を要した。関節炎はCANスイッチ後，寛解を維持できているため，感染症のリスクより継続のベネフィットを優先し，抗菌薬の予防内服を行いながらCANを継続している。今後，感染症のコントロールが不良の場合にはTCZに戻すことを検討している。

編集より

TAC，MTXの追加投薬を行っても，TCZでは十分な寛解が得られず，GCを減量できなかった症例である。CAN投与で関節炎の寛解を得ることができたが，繰り返す皮下膿瘍を認めている。本症例は感染症治療に難渋しているわけではないが，CAN治療中に敗血症を呈する症例もあるため，感染症が反復する症例には予防内服を積極的に検討すべきである。原因微生物としてはブドウ球菌，レンサ球菌を考慮する必要があり，予防内服薬としてはセファレキシンやST合剤が推奨される(アレルギーがある場合はミノサイクリンもしくはクリンダマイシン)。感染頻度と薬剤感受性を評価しながら継続の必要性や予防投与薬剤を検討する。

文献

1) Ruperto N, Brunner HI, Quartier P, et al；Paediatric Rheumatology International Trials Organisation (PRINTO) and the Pediatric Rheumatology Collaborative Study Group (PRCSG). Canakinumab in patients with systemic juvenile idiopathic arthritis and active systemic features：results from the 5-year long-term extension of the phase III pivotal trials. Ann Rheum Dis. 2018；**77**：1710-9.

5 予定手術(大動脈弁逆流症) 西村 謙一

CAN 投与中に心臓血管手術を行った症例

- 女性
- sJIA 発症年齢４歳
- CAN 投与開始時年齢36歳(術後および長期管理のため)
- CAN 投与１週間後に手術し，３週間後に CAN 投与

経過

４歳時に sJIA を発症した。さまざまな治療が行われたが，PSL の減量は困難であった。関節破壊が進行し，ADL は低下した。12歳時に当院初診，25歳時に TCZ を導入された。TCZ 導入後は再燃なく経過した。CAN 開始前の治療は PSL 4 mg/ 日(0.17mg/kg/ 日)，MTX であった。肩，肘，手指，股に著しい関節破壊・拘縮を認め，移動に車椅子を要した。MMP-3は150～180ng/mL 程度で持続的に高値であった。GC 関連合併症として低身長(114.6cm)，高血圧，骨粗鬆症，白内障を認めた。その他合併症として15歳時から指摘されていた大動脈の石灰化が徐々に進行し，バルサルバ洞および上行・胸部下行大動脈の拡張(**図１A，B**)，大動脈弁閉鎖不全症(中等度)を認めていた。

カナキヌマブ開始後経過

大動脈瘤，大動脈弁閉鎖不全症に対して，大動脈基部・上行大動脈置換術が計画されたため，術後管理と生涯にわたる機械弁の管理を鑑みて，36歳時に CAN にスイッチした(４mg/kg/ 日，４週ごと，皮下注)。CAN 開始から９ヵ月後に手術を施行した。手術８日前に CAN を投与し，MTX はいったん中止した(**図２**)。GC カバーとして手術日にヒドロコルチゾン150mg を投与し，その後は PSL 35mg/ 日とし，25mg/ 日，15mg/ 日，８mg/ 日と２日ごとに減量し，術後９日目には常用量の４mg/ 日に戻した。創部感染がないことを確認し，術後12日目に MTX を再開し，経過良好にて術後17日目に退院となった。CAN は術後20日目(前回投与から４週間後)に投与した。その後も約１年間 CAN を継続し，sJIA の再燃や術後合併症なく経過している。

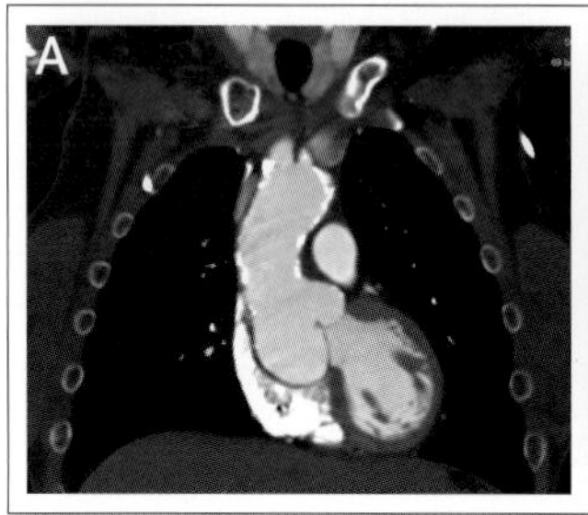

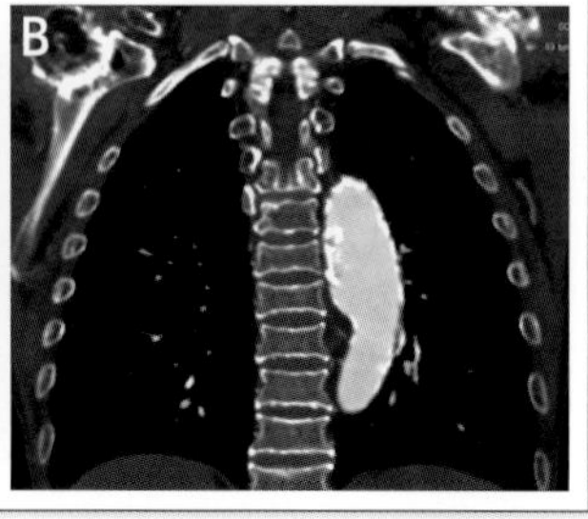

図１ 胸部 CT 画像所見(冠状断)
A：バルサルバ洞，上行大動脈の石灰化と拡張を認める。
B：胸部下行大動脈の石灰化と拡張を認める。

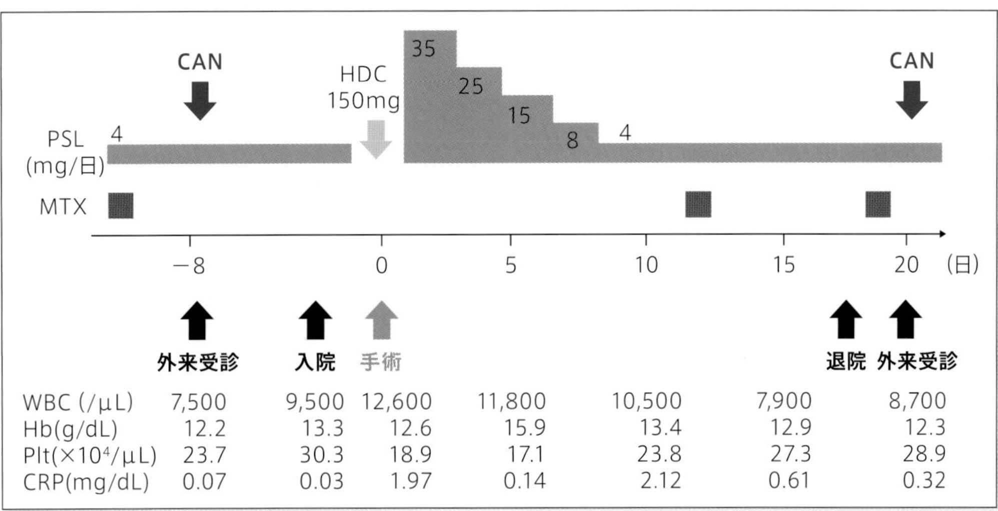

図2 CAN開始後の周術期の治療経過
HDC：ヒドロコルチゾン

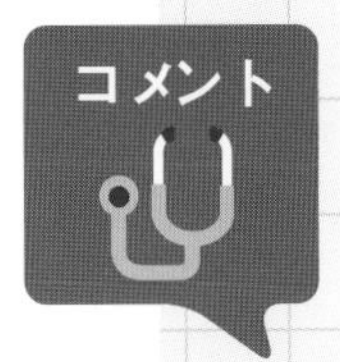

術後および長期管理のため36歳時にCANを開始した症例である。TNF阻害薬投与中の周術期管理に関しては，術前後1週間以上は間隔をあけて投与する[1)]，半減期の3～5倍の間隔をあけて投与する[2)]などの推奨があるが，CAN投与中の周術期管理については明確な基準はない。よって原疾患の活動性，併用薬(PSL，免疫抑制薬)，手術内容(侵襲度，無菌/汚染手術，人工物挿入の有無)を加味して，個々に中断期間を決めるほかない。本症例はCAN投与4週間隔のおよそ中間日に手術を調整し，計画通りに退院およびCANの投与ができた。GCカバーの計画も小児リウマチ医の重要な役割である。PSL投与量と投与期間，手術の侵襲度を考慮し，増量の程度とその期間，減量方法などの計画を立てる[3)]。炎症性アテローム性動脈硬化症患者に対して，CANが再発性心血管イベントの発生率を有意に低下させたとする報告があり[4)]，本症例はsJIAの寛解維持に加えて，動脈硬化に対する効果も期待される。

編集より

CAN投与中に計画的に手術を行った症例である。一般的な生物学的製剤使用下での周術期で注意することは，創部の感染症と創傷治癒遅延である。また休薬期間が長すぎてもsJIAの再燃が懸念される。CANの場合においても，疾患活動性や併用薬，手術侵襲度を考慮して計画を立てることが重要である。

文献

1) Saag KG, Teng GG, Patkar NM, et al ; American College of Rheumatology. American College of Rheumatology 2008 recommendations for the use of nonbiologic and biologic disease-modifying antirheumatic drugs in rheumatoid arthritis. Arthritis Rheum. 2008 ; **59** : 762-84.
2) Ding T, Ledingham J, Luqmani R, et al ; Standards, Audit and Guidelines Working Group of BSR Clinical Affairs Committee ; BHPR. BSR and BHPR rheumatoid arthritis guidelines on safety of anti-TNF therapies. Rheumatology (Oxford). 2010 ; **49** : 2217-9.
3) 日本内分泌学会，日本小児内分泌学会，日本ステロイドホルモン学会，他．副腎クリーゼを含む副腎皮質機能低下症の診断と治療に関する指針．日内分泌会誌. 2015 ; **91** (Suppl.) : 1-78.
4) Ridker PM, Everett BM, Thuren T, et al ; CANTOS Trial Group. Antiinflammatory Therapy with Canakinumab for Atherosclerotic Disease. N Engl J Med. 2017 ; **377** : 1119-31.

付録

市販後調査のための全身型若年性特発性関節炎に対するカナキヌマブ使用の手引き

日本小児リウマチ学会

2018年9月18日

(小児リウマチ. 2018；**9**：88-92.)

CAN(イラリス®)は，炎症性サイトカインの１つであるIL-1βに対する遺伝子組換えヒトIgG1モノクローナル抗体製剤であり，IL-1βに結合し，その活性を中和することで炎症を抑制する。CAN皮下注製剤は，クリオピリン関連周期性症候群に対して世界70ヵ国で承認されており，日本においても2011年９月に承認を取得している。2016年12月には，既存治療で効果不十分な家族性地中海熱，TNF受容体関連周期性症候群および高IgD症候群の治療薬として追加承認を取得しており，2018年７月に本邦でsJIAの適応が追加承認された。sJIAに対する効能追加は，2013年５月に米国で，2013年８月にEUで承認されている。

[本手引きの目的]

CANは，sJIA患者の臨床症状の改善，GC減量効果が臨床試験により証明された薬剤であるが，投与中に重篤な有害事象を合併することがある。国内におけるsJIA患者に対するCAN適応承認に際し，適正な使用および十分な安全性の確保が求められる。この手引きは国内外で実施された臨床試験の結果をもとに，市販後調査におけるCAN投与にあたって，その適応や有害事象の予防・早期発見・治療のための注意点を示し，薬剤の適正使用を促すことを目的として作成している。実際にCANを使用するときは，本手引きのみではなく，添付文書を十分参照していただきたい。

本手引きは，現時点における臨床試験の成績に基づき作成されたものである。市販後調査を実施中に改訂されることがある。今後，市販後調査の成績を反映した実地臨床における「全身型若年性特発性関節炎に対するカナキヌマブ治療の手引き」を策定する予定である。

[対象患者]

「若年性特発性関節炎初期診療の手引き2015」[1)]に記載されているGCを含めたsJIAに対する治療を行っても，以下の状況にある難治性sJIA症例がCANの適応と考えられる。

1．発熱・皮疹・関節炎など臨床症状や炎症所見の改善がみられない症例
2．GCの減量ができない症例，GCの長期使用が避けられず，副作用が顕在化あるいは懸念される症例
3．上記1，2に対して使用した抗IL-6受容体拮抗薬TCZが無効ないし効果不十分な症例，またはTCZが副作用のために継続できない症例

［註］ CANは，すべての難治性sJIA症例の適応となるわけでなく，MAS移行症例に対する効果は，現時点では不明である。IL-1阻害療法中のMAS移行例が報告されており，単一のサイトカイン遮断ではMASに対する効果が十分でない可能性がある。MAS移行症例に対しては，mPSLパルス療法やDEX-P療法，CyA持続点滴静注療法を優先させ，CANの投与は開始しない。

［註］ 2018年7月2日付で厚生労働省保険局から以下に示した使用に当たっての留意事項が出されている。

（1）本製剤のsJIAへの使用に当たっては，原則として他の生物製剤で効果不十分な場合に本製剤の使用を検討すること。
（2）本製剤のsJIAへの投与開始に当たっては，次の事項を診療報酬明細書の摘要欄に記載すること。
①他の生物製剤として使用していた薬剤の品名および使用期間
②本製剤の投与が必要と判断した理由

［用法・用量］

通常，CAN（イラリス®）として，1回体重当たり4mgを4週間ごとに皮下注射する。1回の最高用量は300mgとする。

［使用上の注意点］

1．CANを使用可能な医師および施設

CANについての十分な知識をもち，sJIAの十分な知識と治療経験をもつ医師が，重篤な感染症やアナフィラキシーなどに対して緊急に処置が行える医療機関で投与する必要がある。また全例調査の期間は，速やかな安全性情報の確保および伝達のため，全例調査に協力可能な施設で投与し，CAN治療中に患者が転院する場合は，転院先において速やかな安全性情報の確保および伝達が行える環境を確保すること。

CANの適正使用および安全性確保のため，2018年7月時点で企業とPMDA（独立行政法人　医薬品医療機器総合機構）との間で医師要件および施設要件が取り決められており，企業から以下の使用指針が出されている。

a．医師要件：

イラリス®の投与にあたっては，sJIAの知識経験があり，かつ，以下のいずれかの要件を満たすことが必要である。

（1）日本リウマチ学会が設定するリウマチ専門医
なお，小児科専門医であってもリウマチ専門医の資格認定が必要である
（2）本剤のsJIAに対する治験に参加した医師
（3）本剤によるsJIAの治療経験がある医

師による教育を受けた医師

上記以外の医師で，sJIA治療のためイラリス®の使用が必要である場合，以下の両方の条件を満たす必要がある（なお，本要件のみ該当する医師は，イラリス®の維持治療のみ可能となる）。

①イラリス®による治療経験を有する医師からsJIAの治療およびイラリス®による適正使用情報の知識を得ている（sJIAに対するイラリス®の適正使用研修動画の視聴を含む）。

②sJIAの診断が上記要件１～３に該当する医師により下され，イラリス®による治療が開始されている患者に対し，上記医師と相談できる環境下で治療を進めることが可能である。

b．施設要件：

イラリス®は下記要件をすべて満たす施設でのみ使用が可能となる。

①重篤な感染症，アナフィラキシーなどに対する緊急処置が実施可能な医療機関であること

②全例調査に協力および契約終結が可能な医療機関であること

③上記の医師要件に示す専門的知識および経験のある医師が在籍すること

④イラリス®を使用中の患者が転院する際，転院先の施設名や医師名など，連絡することが可能な医療機関であること

２．他の免疫抑制薬との併用に関しては十分に検討されていないが，sJIA患児の病状によっては併用を余儀なくされる場合が少なくない。このためCANと免疫抑制薬を併用する場合は安全性について特に注意し併用を行うこと。

３．他の生物学的製剤との併用に対する有効性および安全性は確立していないので併用を避けること。また，他の生物学的製剤から変更する場合は，感染症の徴候について患者の状態を十分に観察すること。

４．CAN導入のタイミングに関して，mPSLパルス療法などにより炎症病態を鎮静化した後に導入すべきかについては明確な基準はない[2)－4)]。現在，国内でsJIAに対して使用されている生物学的製剤TCZの開始時は，使用開始前にsJIAの病勢を抑制することが推奨されているが，実際にはTCZ使用によってもsJIAの病勢抑制が困難な患者が存在している。sJIAの病勢抑制が困難な症例にCAN投与を行う際は，CAN投与後もsJIAの再燃やMASへの移行に特に注意すること。

［投与禁忌］

１．重篤な感染症の患者

２．活動性結核の患者

３．本剤の成分に対し過敏症の既往歴のある患者

［慎重投与：次の患者には慎重に投与すること］

１．感染症の患者または感染症が疑われる患者

２．結核の既往歴を有する患者，または結核感染が疑われる患者

３．再発性感染症の既往歴を有する患者

４．易感染性の状態にある患者

[注意すべき有害事象]

1．MAS

CAN使用中に重篤な合併症としてMASへ移行することがある。特にCAN使用によりsJIAの病勢が改善した後であっても，感染症などを誘因としたMASへの移行が報告されている[5)]。MAS移行後の死亡例も報告されており，CAN使用中は感染症などを誘因としたMASへの移行に注意すること。また，CAN使用中は，MAS移行を疑う際の臨床症状が軽微になる可能性がある。特に感染症罹患時などにsJIA病勢悪化が疑われた際は，症状が軽微であっても，MAS移行の可能性がないか十分注意すること[5)6)]。

CAN投与中にMASへ移行した場合の，CAN継続の可否に関しては十分な情報がないが，感染症を誘因としたMAS移行時には，CAN投与が感染症を悪化させる可能性がある。CAN投与中にMASへ移行した場合は，速やかにMASに対する適切な治療[7)]を行うとともに，休薬を考慮すること。

2．感染症

CANはIL-1βの作用を抑制することで細菌やその他の感染源に対する免疫反応に影響する可能性があり，感染症が悪化するおそれがある。臨床試験では，上気道感染などの感染症が高頻度に報告されており，敗血症や日和見感染症（アスペルギルス症，非定型抗酸菌症，帯状疱疹など）を含む重篤な感染症などが現れることがある。敗血症などの重篤な感染症の副作用により，致命的な経過をたどることがあるので，緊急時に十分に措置できる医療施設および医師のもとで投与する。本剤投与後は患者の状態に十分に観察し，異常が認められた場合には感染症に対する治療を行い，本剤の投与は中止する。また，CANはIL-1βの作用を抑制することで，感染に対するCRP増加や発熱などの炎症反応が抑制され，感染症の発見が遅れる可能性があるため，感染症の発現，再発および増悪に十分注意する。

1）結核

臨床試験では患者が活動性結核を発症している場合，または何らかの慢性感染症に対する治療を受けていた場合は除外されたため，CANによる結核への影響は検討されていない。

（a）本剤投与に先立って，結核に関する十分な問診，胸部X線検査，インターフェロン（IFN）-γ遊離試験またはツベルクリン反応検査，胸部CT検査（適宜）を行うことにより，結核感染の有無を確認する。

（b）結核の既往歴を有する場合および結核感染が疑われる場合には，結核の診療経験がある医師に相談する。

（c）胸部X線写真で陳旧性肺結核に合致する陰影を有する患者，IFN-γ遊離試験やツベルクリン反応が陽性の患者，結核患者との濃厚接触歴を有する患者は，原則として抗結核薬を予防投与したうえで，本剤を投与する。

（d）結核の活動性が確認された場合は本剤を投与せず，結核の治療を優先する。

2)B型肝炎およびB型肝炎ウイルス再活性化

HBV感染者(キャリアおよび既往感染者)に対しては，日本リウマチ学会による「B型肝炎ウイルス感染リウマチ性疾患患者への免疫抑制法に関する提言」および日本肝臓学会「B型肝炎治療ガイドライン」を参考に対処する。

3．好中球減少

好中球減少が現れることがあるので，定期的に血液検査を実施するなど観察を十分に行い，異常が認められた場合にはCANの投与を中止するなど，適切な処置を行うこと。

4．アナフィラキシーまたはアナフィラキシーショック

臨床試験において，アナフィラキシーまたはアナフィラキシーショックは報告されていないが，CANの投与に対する過敏反応が報告されている。投与の際には過敏反応の発現に注意し，必要に応じて適切な処置を行う。

[その他の留意事項]

1．ワクチン接種

水痘，麻疹，風疹，おたふくかぜ，BCGなどの生ワクチン接種は，CAN投与中は禁忌である。sJIA患児に対する不活化ワクチン接種は，これまで生物学的製剤使用中も原疾患の病勢が安定している時期に施行され，おおよそ有効かつ安全と考えられている。現時点では，CAN使用時も同様な対応が望ましいと考えられる。

【MASの分類基準】

sJIAと診断されているか，またはsJIAの疑いのある発熱を呈する患者で，下記の基準を満たす患者はMASに分類される[8)]。

・血清フェリチン＞684ng/mL

上記に加え，下記の2つ以上を満たすもの：

・血小板数＜181×10^3/μL

・アスパラギン酸アミノトランスフェラーゼ＞481U/L

・トリグリセリド＞156mg/dL

・フィブリノゲン≦360mg/dL

臨床検査値の異常は，他の理由によるもの(免疫学的機序による血小板減少症，感染性肝炎，内臓リーシュマニア症，家族性高脂血症など)，患者の状況では説明できないものであることが必要である。

文献

1）一般社団法人日本リウマチ学会小児リウマチ調査検討小委員会(編)．若年性特発性関節炎初期診療の手引き2015．大阪：メディカルレビュー社；2015.

2）Ringold S, Weiss PF, Beukelman T, et al ; American Callege of Rheumatology. 2013 update of the 2011 American College of Rheumatology recommendations for the treatment of juvenile idiopathic arthritis : recommendations for the medical therapy of children with systemic juvenile idiopathic arthritis and tuberculosis screening among children receiving biologic medications. Arthritis Rheum. 2013 : **65** : 2499-512.

3）Vastert SJ, de Jager W, Noordman BJ, et al. Effectiveness of first-line treatment with recombinant interleukin-1 receptor antagonist in steroid-naive patients with new-onset systemic juvenile idiopathic arthritis : results of a prospective cohort study. Arthritis Rheumatol. 2014 ; **66** : 1034-43.

4）Horneff G, Peitz J, Kekow J, et al. Canakinumab for first line steroid-free treatment in a child with systemic-onset juvenile idiopathic

arthritis. Scand J Rheumatol. 2017；**46**：500-1.
5）Grom AA, Ilowite NT, Pascual V, et al. Rate and Clinical Presentation of Macrophage Activation Syndrome in Patients With Systemic Juvenile Idiopathic Arthritis Treated With Canakinumab. Arthritis Rheumatol. 2016；**68**：218-28.
6）Schulert GS, Minoia F, Bohnsack J, et al. Effect of Biologic Therapy on Clinical and Laboratory Features of Macrophage Activation Syndrome Associated with Systemic Juvenile Idiopathic Arthritis. Arthritis Care Res(Hoboken). 2018；**70**：409-19.
7）横田俊平，武井修治(監)．若年性特発性関節炎トシリズマブの理論と実際2009．東京:メディカルレビュー社；2009．p.17-23.
8）Ravelli A, Minoia F, Davì S, et al. 2016 Classification Criteria for Macrophage Activation Syndrome Complicating Systemic Juvenile Idiopathic Arthritis：A European League Against Rheumatism/American College of Rheumatology/Paediatric Rheumatology International Trials Organisation Collaborative Initiative. Arthritis Rheumatol. 2016；**68**：566-76.

連絡先・相談先
(小児リウマチ診療支援MAP)

一般社団法人日本小児リウマチ学会のホームページに「小児リウマチ診療支援MAP」が掲載されている。本MAPは，厚生労働科学研究費補助金難治性疾患等政策研究事業「若年性特発性関節炎を主とした小児リウマチ性疾患の診断基準・重症度分類の標準化とエビデンスに基づいたガイドラインの策定に関する研究(課題番号：H27-難治等(難)-一般-029)」の作業班によって作成された。CANによる治療を含めたsJIAの診療に関わるご相談の際に，ご活用いただきたい。

◆小児リウマチ診療支援MAP
http://plaza.umin.ac.jp/praj/map/

◆小児リウマチ診療支援MAPの使い方
http://plaza.umin.ac.jp/praj/map/MapManual.pdf

和文索引

欧文索引

若年性特発性関節炎カナキヌマブ治療の理論と実際　定価　本体3,000円(税別)

2021年 4 月 30 日　第 1 版第 1 刷発行©

監　修　森　雅亮・武井修治
発行者　松岡武志
発行所　株式会社　メディカルレビュー社

〒541-0046　大阪市中央区平野町 3-2-8　淀屋橋MIビル
電話/06-6223-1468㈹　振替　大阪 6-307302
編集部　電話/06-6223-1556　FAX/06-6223-1414
✉onaka@m-review.co.jp

〒113-0034　東京都文京区湯島 3-19-11　湯島ファーストビル
電話/03-3835-3041㈹
販売部　電話/03-3835-3049　FAX/03-3835-3075
✉sale@m-review.co.jp

URL https://publish.m-review.co.jp

印刷・製本／大阪書籍印刷株式会社
乱丁・落丁の際はお取り替えいたします。

ISBN 978-4-7792-2567-3　C3047